常见病毒与原虫实验室检测工作规范

Laboratory Testing Standard of Common Viruses and Protozoon

冯铁建　张仁利　　主编

中山大學出版社
SUN YAT-SEN UNIVERSITY PRESS
·广州·

图书在版编目（CIP）数据

常见病毒与原虫实验室检测工作规范/冯铁建，张仁利主编．—广州：中山大学出版社，2020.5
ISBN 978-7-306-06802-6

Ⅰ.①常… Ⅱ.①冯… ②张… Ⅲ.①病毒病—实验室诊断—技术操作规程 ②原虫感染—实验室诊断—技术操作规程 Ⅳ.①R511.04-65 ②R531.04-65

中国版本图书馆 CIP 数据核字（2019）第 293223 号

CHANGJIAN BINGDU YU YUANCHONG SHIYANSHI JIANCE GONGZUOGUIFAN

出 版 人：王天琪
策划编辑：谢贞静 曾凡明
责任编辑：谢贞静
封面设计：刘 犇
责任校对：梁嘉璐
责任技编：何雅涛
出版发行：中山大学出版社
电 话：编辑部 020-84110771，84113349，84111997，84110779
发行部 020-84111998，84111981，84111160
地 址：广州市新港西路 135 号
邮 编：510275 传 真：020-84036565
网 址：http：//www.zsup.com.cn E-mail：zdcbs@mail.sysu.edu.cn
印 刷 者：虎彩印艺股份有限公司
规 格：787mm×1092mm 1/32 6.75 印张 200 千字
版次印次：2020 年 5 月第 1 版 2020 年 5 月第 1 次印刷
定 价：28.00 元

编 委 会 名 单

主　编　冯铁建　张仁利

副主编　（按姓氏笔画排序）

王　昕　阳　帆　杨　洪
吴春利　何雅青　房师松
黄达娜　彭　博

编　委　（按姓氏笔画排序）

刘　慧　孙　颖　李　玥
张　倩　张晓敏　张海龙
陈　龙　武伟华　孟　君
姚相杰　唐屹君　黄亚兰
熊玲红

序

近年来，人感染H5N1型高致病性禽流感、严重急性呼吸综合征（severe acute respiratory syndrome，SARS）、人感染H7N9禽流感、H1N1甲型流感、埃博拉出血热和锥虫病等在世界范围内的暴发与流行，严重威胁着人类的健康与生命安全，给社会经济发展造成了巨大的损失。传统的传染性疾病，如手足口病（hand-foot-and-mouth disease，HFMD）、病毒性腹泻及原虫感染，每年都有较高的发病率，给人民群众带来较为严重的疾病负担。如何有效预防和控制新发和再发传染病，已经成为影响全球公共卫生安全的重大问题。

改革开放以来，粤港澳大湾区受历史因素及地理位置的影响，发展迅速。2015年，国家发布了《推动共建丝绸之路经济带和21世纪海上丝绸之路的愿景与行动》，并在“十三五”规划中明确提出积极建设粤港澳大湾区跨海合作平台。“一带一路”倡议及“粤港澳大湾区”发展规划，在有效促进经济要素有序自由流动、资源高效配置和市场深度融合，推动沿线各国实现经济政策协调，开展更大范围、更高水平、更深层次的区域合作的同时，势必将全球传染病的控制焦点汇聚于此，“粤港澳大湾区”地域内的新发和再发传染病控制形势将会比以往更加严峻。

为有效地应对和监控新发、再发传染病，实验室的精准诊断是重要前提。为规范深圳市疾病预防控制机构对新发、再发传染性病毒和原虫的实验室诊断，深圳市疾病预防控制中心病原生物研究所依据《中华人民共和国传染病防治法》《中华人民共和国国家标准实验室生物安全通用要求（GB 19489—

2008)》及相关法律法规，参考世界卫生组织《实验室生物安全手册（第三版）》及相关国家卫生行业标准、国家卫生健康委员会相关传染病检测技术工作规范中的有关内容制定了本标准操作规程。

本标准操作规程包括呼吸道病毒、肠道病毒、虫媒病毒等主要病毒和原虫的实验室检测工作规程。

本版操作规程由深圳市疾病预防控制中心病原生物研究所全体人员共同努力完成，是集体智慧的结晶。但由于知识的局限及撰写者不同角度理解的差异，本版标准操作规程还存在不全面甚至错误的地方，今后将在实际工作中及时进行修订和调整，以满足工作的需要。同时，也欢迎全国疾病预防控制工作机构的专业同行给予批评指正。

目　　录

第一章　呼吸道病毒…………………………………………… 1
第一节　流行性感冒病毒……………………………… 1
第二节　麻疹病毒 ……………………………………… 12
第三节　风疹病毒 ……………………………………… 16
第四节　严重急性呼吸综合征冠状病毒 ……………… 20
第五节　中东呼吸综合征冠状病毒 …………………… 25
第六节　其他呼吸道病毒 ……………………………… 31

第二章　肠道病毒及腹泻相关病毒 ……………………… 39
第一节　HFMD 相关病毒 ……………………………… 39
第二节　肠道病毒 70 型与柯萨奇病毒 A 组 24 型
变种 ………………………………………… 52
第三节　诺如病毒 ……………………………………… 58
第四节　轮状病毒 ……………………………………… 69
第五节　肠道腺病毒 …………………………………… 81
第六节　星状病毒 ……………………………………… 86
第七节　札如病毒 ……………………………………… 95

第三章　虫媒病毒…………………………………………… 102
第一节　登革病毒…………………………………… 103
第二节　汉坦病毒…………………………………… 111
第三节　黄热病毒…………………………………… 118

第四节　基孔肯雅病毒………………………………………… 123
第五节　流行性乙型脑炎病毒…………………………………… 129
第六节　发热伴血小板减少综合征布尼亚病毒………………… 134
第七节　寨卡病毒…………………………………………………… 137

第四章　狂犬病病毒……………………………………………… 142

第五章　肝炎病毒………………………………………………… 152
第一节　甲肝病毒…………………………………………………… 152
第二节　乙肝病毒…………………………………………………… 159

第六章　埃博拉病毒……………………………………………… 170

第七章　艾滋病病毒……………………………………………… 173

第八章　原虫……………………………………………………… 179
第一节　隐孢子虫…………………………………………………… 179
第二节　疟原虫……………………………………………………… 184
第三节　蓝氏贾第鞭毛虫………………………………………… 189
第四节　刚地弓形虫……………………………………………… 192
第五节　利什曼原虫……………………………………………… 196
第六节　锥虫………………………………………………………… 200

第一章 呼吸道病毒

第一节 流行性感冒病毒

流行性感冒病毒简称流感病毒，是正黏病毒科（Orthomyxoviridae）的一员，根据核蛋白抗原性分为甲、乙、丙、丁型（又称A、B、C、D型）。流感病毒可引起人、禽、猪、雪貂、蝙蝠等多种动物感染和发病。除丁型外，其余3种型别的流感可感染人类。患者感染流感病毒后的症状多为高烧、咳嗽、头痛和肌肉关节痛，大多会在1～2周内解除。流感可引发病毒性肺炎、继发性中耳炎、病毒性心肌炎、无菌性脑炎、雷耶综合征、中毒性休克综合征等并发症。

一、流行概况与特征

（一）分布

季节性流感最常由甲型或乙型流感病毒引起，主要发生在冬春季节，北半球从10月至次年3月为高峰期，而南半球则为4—9月。在热带和亚热带国家，季节性流感可以全年发生。据估计，在全球范围内，流感每年造成300万～500万严重病例，约50万人因此死亡。甲型流感病毒抗原性易发生变异，多次引起世界性大流行。其中，有3次最著名的流感大流行：一是1918—1919年由H1N1亚型流感病毒引起的西班牙流感大流行，约有5000万人因此丧生；二是1957—1958年由H2N2亚型流感病毒引起的亚洲流感大流行，约有280万人因此丧生；三是1968—1969年由H3N2亚型流感病毒引起的香港地区流感大流行，约有75万人因此丧生。

禽流感由甲型流感病毒引起，1878 年意大利首次报道了鸡群中禽流感暴发以来，候鸟迁移使禽流感很快呈全球性分布。世界范围内很多国家和地区，包括中国、美国、英国、日本、墨西哥等地均有禽流感暴发流行的报道。在我国，常见的禽流感型别为 H5N1、H5N6、H7N7、H7N9、H9N2 亚型。

（二）流行环节

人群普遍易感，流感患者和隐性感染者是流感的主要传染源，通过打喷嚏和咳嗽等产生的飞沫传播，也可经口腔、鼻腔、眼睛等黏膜直接或间接接触传播，例如，人感染禽流感主要是通过直接接触受感染的动物或受污染的环境。病毒在呼吸道分泌物中一般持续排毒 3 ～6 天，婴幼儿、免疫功能受损患者排毒时间可超过 1 周，人感染禽流感病例排毒可达 1 ～3 周。儿童、老年人、肥胖者、妊娠期妇女及患有其他疾病者较易发展为重症病例，应尽早（发病 48 h 内）给予抗病毒药物治疗，并进行流感病毒核酸检测等其他必要检查。每年接种流感疫苗可有效预防相应亚型的流感病毒感染。

二、主要检测方法

（一）样本采集

样本采集前应准备生物安全运输箱、聚丙烯纤维头的拭子、含采样液的采样管，其中采样液可以使用 pH 为 7.4 ～7.6 的 Hank's、Eagle's 或者 DMEM 培养基自行配置，建议使用商品化的采样试剂。为防止采样液生长细菌和真菌，在采样液中可加入庆大霉素（终浓度为 1 mg/mL)、制霉菌素（终浓度为 50 U/mL)、青霉素或硫酸链霉素（终浓度：青霉素 G 100 U/mL，硫酸链霉素 100 μg/mL）。加入抗生素以后重新调节 pH 至 7.4，每个采样管分装 3 mL，若不立刻使用则放在 -20 ℃冻存。采样前应注意生物安全防护，穿戴好医用口罩、工作服、手套，必要时应使用 N95 口罩、防护服等装备。采集标本种类包括咽拭子、鼻拭子、血液等，拭子标本多取自患者上呼吸道鼻咽腔，其次为气管和支气管分泌物及尸检组织。采集方法如下：

（1）鼻拭子。将带有聚丙烯纤维头的拭子平行于上颚插入鼻孔，旋转，保持数秒，待拭子头吸收分泌物以后，缓慢转动退出。以另一拭子拭另侧鼻孔。将拭子头浸入采样液中，弃去尾部。

（2）咽拭子。用带有聚丙烯纤维头的拭子适度用力擦拭双侧扁桃体及咽后壁，应避免触及舌部。将拭子头浸入采样液中，弃去尾部，建议与鼻拭子收集于同一采样管中。

（3）鼻咽抽取物。用与负压泵相连的收集器从鼻咽部抽取黏液。先将收集器头部插入鼻腔，接通负压，旋转收集器头部并缓慢退出。收集抽取的黏液，并用 3 ～5 mL 采样液涮洗收集器 3 次。

（4）血液。建议使用商业化采血管，分别采集于急性期和恢复期（即发病后 7 天内，发病 2 ～4 周）的静脉血，每次采集 5 mL。

（5）采集后的样本应置于 4 ℃ 条件下运输，不能及时送检的拭子样本应置于 −80 ℃ 条件下保存，血清样本应置于 −20 ℃ 或以下温度保存。

（二）核酸检测

通常可通过实时逆转录聚合酶链式反应（reverse transcription-polymerase chain reaction，RT-PCR）检测方法对呼吸道样本和病毒分离培养物进行流感病毒定性鉴定。其中，A 型和 B 型流感病毒检测引物和探针为通用型检测引物和探针，可分别用于 A 型和 B 型流感病毒型别鉴定。其他引物探针为亚型特异性检测引物探针，可用于目前人群中流行的季节性流感病毒及可以感染人的禽流感病毒亚型鉴定。具体的反应体系和反应条件应根据所选择的试剂盒和仪器进行调整。本文使用 Takara 公司的"One Step Prime Script RT-PCR Kit"试剂盒作为反应母液，主要内容如下：

1. 反应体系

反应体系见表 1-1。

表 1-1 反应体系

试剂	加样量/μL
一步式 RT-PCR 缓冲液（2×）	12.5
TaKaRa Ex Taq HS	0.5
PrimeScript RT Enzyme Mix 2	0.5
无 RNA 酶超纯水	5
引物 F	0.5
引物 R	0.5
探针 P	0.5
样本核酸	0.5
总体积	25

2. 引物/探针序列

引物/探针序列见表 1-2。

表 1-2 引物/探针序列

引物/探针名称	碱基组成
A-F	5′-GACCRATCCTGTCACCTCTGAC-3′
A-R	5′-GGGCATTYTGGACAAAKCGTCTACG-3′
A-P	5′-TGCAGTCCTCGCTCACTGGGCACG-3′
B-F	5′-TCCTCAACTCACTCTTCGAGCG-3′
B-R	5′-CGGTGCTCTTGACCAAATTGG-3′
B-P	5′-CCAATTCGAGCAGCTGAAACTGCGGTG-3′
H3-F	5′-ACCCTCAGTGTGATGGCTTTCAAA-3′
H3-R	5′-TAAGGGAGGCATAATCCGGCACAT-3′
H3-P	5′-ACGAAGCAAAGCCTACAGCAACTGT-3′

续表 1-2

引物/探针名称	碱基组成
pdmH1-F	5′-GGGTAGCCCCATTGCAT-3′
pdmH1-R	5′-AGAGTGATTCACACTCTGGATTTC-3′
pdmH1-P	5′-TGGGTAAATGTAACATTGCTGGCTGG-3′
H5-F	5′-TGGAAAGYGTRAGAAAYGGRACRT-3′
H5-R	5′-YRCTARGGAACYCGCCACTG-3′
H5-P	5′-TAYCCBCASTATTCAGARGAAGC-3′
N1-F	5′-TAYAACTCAAGGTTTGAGTCTGTYGCTTG-3′
N1-R	5′-ATGTTRTTCCTCCAACTCTTGATRGTGTC-3′
N1-P	5′-TCAGCRAGTGCYTGCCATGATGGCA-3′
N6-F	5′-ATCAGAGGGAGACCCAAAGA-3′
N6-R	5′-ATTTCWGCACCATCATGCC-3′
N6-P	5′-CCCAATCGCTCCYTGGATCCA-3′
H7-F	5′-AGAAATGAAATGGCTCCTGTCAA-3′
H7-R	5′-GGTTTTTTCTTGTATTTTTATATGACTTAG-3′
H7-P	5′-AGATAATGCTGCATTCCCGCAGATG-3′
N9-F	5′-TAGCAATGACACACACTAGTCAAT-3′
N9-R	5′-ATTACCTGGATAAGGGTCATTACACT-3′
N9-P	5′-AGACAATCCCCGACCGAATGACCC-3′
H9-F	5′-CAAGCTGGAATCTGARGGAACTTACA-3′
H9-R	5′-GCATCTGCAAGATCCATTGGACAT-3′
H9-P	5′-CCCAGAACARGAAGGCAGCAAACCCCATTG-3′
H10-F	5′-GCAGAAGAAGATGGRAAAGGR-3′
H10-R	5′-GCTTCCTCTCTGTACTGTGWATG-3′
H10-P	5′-TGCATGGAGAGCATMAGAAACAACACCT-3′
N8-F	5′-AGCTCCATTGTGATGTGTGG-3′
N8-R	5′-AGGAAGAATAGCTCCATCGTG-3′
N8-P	5′-ACYATGAGATTGCCGACTGGTCA-3′

3. 反应条件

反应条件见表1－3。

表1－3　反应条件

温度/℃	时间	循环数
42	15 min	1
95	10 s	1
95	5 s	40
55	1 min	40

4. 结果判读

（1）阴性对照反应得到的荧光曲线不应超过阈值线，应无 *Ct* 值或 *Ct* 值为零。若阴性对照产生假阳性，则说明有污染产生，此次检测结果无效，然后严格按照操作程序重复实验。

（2）阳性对照的检测结果应为阳性，且 *Ct* 值在 20～30。若阳性对照检测结果未达到要求，则需严格按照操作程序重复试验。

（3）若所有对照成立，检测标本在 35 个循环内出现荧光信号，则相应引物和探针阳性；若 *Ct* 值在 35～40，则应重复确认；若 *Ct* 值还在 40 内，可判断为阳性；若 *Ct* 值超过 40，则视该样本为阴性。

（三）红细胞凝集及红细胞凝集抑制试验

微量红细胞凝集抑制试验是目前最常用的一种鉴定流感病毒型或亚型及分析流感病毒抗原性变异的试验方法，可用于对人群抗体水平的检测和疫苗效果的评价。其原理是流感病毒表面的血凝素蛋白，能使特定的红细胞凝集，而含有特异的抗流感病毒血凝素蛋白的血清，能抑制红细胞凝集现象的出现，此为红细胞凝集抑制（hemagglutination inhibition，HI）。试验中所用的血清必须经特殊处理以去除非特异性抑制素及非特异性凝集素。

1. 所需试剂耗材和设备

（1）标准参考抗原。将国际疫苗株和国内流行株作为标准参考抗原，新分离的毒株作为待测抗原。

（2）标准参考抗血清。将国际疫苗株和国内流行株制备的抗血清作为标准参考血清，血清需经受体破坏酶（receptor destroying enzyme，RDE）处理。

（3）红细胞悬液。

（4）pH =7.4 的磷酸盐缓冲液（phosphate buffered saline，PBS）。

（5）RDE（日本生研）。

（6）96 孔微量血凝板（使用豚鼠和人红细胞进行实验须用“U”型底板，使用火鸡红细胞进行实验用“V”型底板）。

（7）离心管。

（8）200 μL、1000 μL 枪头，水槽。

（9）水浴箱（37 ℃，56 ℃）。

（10）台式离心机。

（11）多道可调加样器、单道可调加样器。

不同的红细胞所对应的 96 孔微量血凝板、孵育时间、判读结果见表 1 –4。

表 1 –4　试验判决结果

	火鸡红细胞	豚鼠红细胞	人 O 型血红细胞
终浓度	0.5%	0.75%	0.75%
孔底部形状	V 型	U 型	U 型
孵育时间	25 ~ 30 min	45 ~ 60 min	45 ~ 60 min
红细胞沉积形状	细胞沉积成点状，倾斜时细胞向下流成泪滴状	细胞沉积成环状	细胞沉积成环状

2. 实验步骤

1）去除血清中的非特异性抑制素。

用25 mL生理盐水稀释RDE；在1体积血清中加入3体积RDE（如0.1 mL血清+0.3 mL RDE），37 ℃水浴16～18 h；56 ℃水浴30 min；加入6体积生理盐水（如在0.4 mL的RDE和血清混合物中加入0.6 mL生理盐水）。

2）去除血清中的非特异性凝集素。

向20体积RDE处理后的血清中加入1体积的红细胞；充分混匀，在2～8 ℃孵育，每15 min重新混匀1次；1 h后，2000 r/min离心5 min；吸出血清上清液；取出1块96孔血凝板，在第1列每孔加入50 μL PBS，吸出50 μL处理好的血清，进行2倍稀释，加入50 μL红细胞悬液，室温静置30～60 min。观察试验结果，如果红细胞沉积，就证明血清中非特异性凝集素去除干净。

3）红细胞悬液配制。

（1）配置Alsever氏液。方法为将葡萄糖2.05 g、柠檬酸钠0.8 g、柠檬酸0.055 g、氯化钠0.42 g、适量去离子水混匀，去离子水加至100 mL，微热溶解，将pH调到6.1，121 ℃下高压灭菌15 min，4 ℃贮存备用。

（2）将含有红细胞的Alsever氏液离心5 min（火鸡/鸡红细胞1800 r/min；人O型血红细胞、豚鼠红细胞2000 r/min，不同离心机转速稍有不同），弃上清。

（3）加入等量的PBS洗涤，充分混匀，离心5 min。弃上清液，PBS洗涤3次，最后一次洗涤后，离心10 min，弃上清液。

（4）吸出适当体积的红细胞，用PBS配制成工作浓度为1%的红细胞悬液。

4）流感毒株血凝（hemagglutination，HA）滴度的测定。

（1）在96孔微量血凝板的第2～12列加入50 μL PBS。

（2）在第 1 列的 A1 ～ G1 中加入 100 μL 病毒悬液，而 H1 则加入 100 μL PBS，作为红细胞阴性对照。

（3）从第 1 列各孔吸取 50 μL 病毒液，由第 1 ～ 12 列做 2 倍系列稀释，最后一列每孔弃去 50 μL。

（4）在每孔中加入 50 μL 红细胞悬液，轻拍血凝板，充分混匀。

（5）室温孵育，鸡和火鸡红细胞静置 25 ～ 30 min 后观察结果，人 O 型血红细胞和豚鼠红细胞静置 45 ～ 60 min 后观察结果，并记录。

5）红细胞凝集试验结果判断。

引起全部红细胞凝集为完全凝集，以“ + ”记录；只有部分红细胞凝集记录为“ +／－”；无凝集记录为“ －”。血凝滴度的判定以出现完全凝集的最高稀释度为终点，其稀释度的倒数即为病毒的血凝滴度。

6）制备用于红细胞凝集抑制试验的 4 个血凝单位的抗原。

1 个血凝单位指能引起等量的标准化的红细胞凝集的病毒量，进行红细胞凝集抑制试验时一般用 4 个血凝单位，即每 25 μL 病毒液中含 4 个血凝单位。在制备 4 个单位血凝抗原时，首先计算出红细胞凝集抑制试验所需的病毒抗原的总量。例如，若每种血清做 8 孔稀释，每孔用抗原 25 μL，则测定 1 份血清需 0. 2 mL 抗原，再根据标准抗血清的份数计算出实验所需病毒抗原总量。其次，计算出病毒稀释度，用病毒的 HA 滴度除以 8，得到的商即为配置 4 个血凝单位所需的稀释度。为了保证红细胞凝集抑制试验中抗原用量一致并且准确无误，新配置的 4 个血凝单位抗原需复核滴定，操作方法同 HA 实验步骤，每次使用必须现用现配。

7）HI 实验。

HI 试验鉴定未知病毒，每块 96 孔血凝板可以检测 2 株未知病毒，步骤如下：

（1）在血凝板的第 1 ～ 5、7 ～ 11 列每孔加入 25 μL PBS，第 6 和 12 列每孔加入 50 μL PBS。然后在 A1 ～ A4、A7 ～ A10 各孔分别加入：抗 A（H1N1）pdm09 流感病毒标准参考血清 25 μL、抗季节性 A（H3N2）流感病毒标准参考血清 25 μL、抗 B-Yamagata 系流感病毒标准参考血清 25 μL、抗 B-Victoria 系流感病毒标准参考血清 25 μL，用多道移液器从 A1 ～ A4、A7 ～ A10 行每个孔分别取 25 μL，由 A ～ H 行做 2 倍稀释血清，最后一行弃去 25 μL。

（2）第 1 ～ 4 各列每孔加入 25 μL 4 个血凝单位待检抗原 1，A7 ～ A10 各列每孔加入 25 μL 4 个血凝单位待检抗原 2。第 5 和第 11 列各加入 25 μL PBS，作为红细胞对照。第 6 和 12 列第 1 孔分别加入 50 μL 8 个血凝单位待检抗原 1 和 2，由 A ～ H 行做 2 倍稀释，最后一行弃去 50 μL 液体，此处做法的目的是 HAI 实验同时验证所配置的 4 个血液单位抗原的准确性，确保实验结果准确。

（3）将试剂盒中的各型/亚型流感病毒标准参考抗原按照上述步骤进行检测。

（4）轻拍，混匀，室温，孵育 30 min。

（5）每孔加入 50 μL 配置好的红细胞悬液，轻拍混匀，室温，静置 30 ～ 60 min，观察血凝抑制实验结果。

（6）验证 4 个血凝单位抗原。

（7）在微量血凝板的第 1 ～ 11 列每孔加入 25 μL PBS，第 12 列每孔加入 50 μL PBS。在第一行（A1 ～ A11）每孔加入 25 μL 对应待检流感病毒型/亚型的用于抗原分析的参考抗原血清及阴性对照血清。

（8）混匀第一行（A1 ～ A11）各孔之后吸取 25 μL 血清，由第 1 ～ 8 行做 2 倍系列稀释，最后一行每孔弃去 25 μL 液体。

（9）在微量板的第 1 ～ 11 列每孔加入 25 μL 配制好的4 个血凝单位抗原，第 12 列 A12 孔加入 50 μL 配置好的 8 个血凝单位抗原，由第 1 ～4 行做 2 倍系列稀释，最后一行每孔弃去 50 μL 液体。第 12 列的 E、F、G、H 孔作为红细胞对照组，轻拍微量板，室温孵育 30 min。

（10）在微量板的每孔加入 50 μL 的红细胞悬液，轻拍微量板，使红细胞与病毒充分混合。

（11）室温，静置 30 ～60 min，观察血凝抑制实验结果。

（12）结果判读。红细胞凝集抑制效价是指血凝现象完全被抑制时血清的最高稀释度的倒数。例如，若 1：80 稀释的血清孔不出现凝集（凝集现象完全被抑制），而 1：160 稀释的血清孔出现凝集（凝集现象没有被完全抑制），则该血清对测定病毒的红细胞凝集抑制效价为 80。标准参照抗血清对待检抗原的抑制效价不低于 20 才为阳性。待检抗原与标准参照抗血清有交叉抑制，但当与一种型或亚型的标准参照抗血清抑制效价大于其他型或亚型参照抗血清 4 倍以上时，便可以判定为此种亚型的流感病毒。

三、检测注意事项

（1）病毒分离成功与否很大程度上取决于临床标本的采集时间、质量及其保存和运输等环节，采集过程中应做好安全防护。

（2）所有实验操作都应在相应生物安全级别的实验室中进行，季节性流感病毒在生物安全二级实验室操作，高致病性禽流感病毒在生物安全三级实验室操作，实验室操作应当遵守生物安全实验室的有关生物安全的规定。

（3）样品核酸提取、反应液配制、加样等步骤应分别在独立的房间中进行，所有试剂应放置在冰盒或低温管架上。如怀疑有污染情况，请及时更换衣物、手套，并对操作台的表面、枪头和离心机进行清理，必要时可用含氯清洁剂、除 DNA 酶的试剂擦拭台面，以减少实验室污染的风险。

（4）若实验人员出现身体不适，应及时就医诊断，并向实验室负责人报告。

第二节 麻疹病毒

一、流行概况与特征

（一）分布

麻疹病毒引起的麻疹是儿童常见的一种以发热、呼吸道卡他症状及全身斑丘疹为特征的急性传染病。病原体呈球状，内核为单股负链 RNA，螺旋对称，有包膜，其上含血凝素。麻疹在全球有广泛的分布，但主要集中在发展中国家。我国自1965 年应用减毒活疫苗以来，麻疹的发病率显著下降。近期，某些欧美发达国家在宣布消除麻疹的数年后发现，麻疹又卷土重来，且来势汹汹，导致这一现象的主要原因就是麻疹疫苗接种率的严重下降。目前，全球麻疹疫情较为严峻。

（二）流行环节

麻疹病毒可通过飞沫或被鼻腔分泌物污染的玩具、用品感染易感人群。既往无麻疹感染史或无麻疹疫苗接种的人均为易感人群。急性期患者为传染源，传染性极强。易感者接触患者后 90% 以上均发病，因此麻疹病毒在民间有一别名“见面传”。麻疹发病的潜伏期为 9 ～12 天。在出疹前 7 ～21 天与麻疹确诊患者有接触史、有麻疹流行地区居住或旅行史，均可作为诊断的流行病学依据。

二、主要检测方法

（一）血清学诊断

1. 样本采集

出疹后 28 天内采集血液标本，用于麻疹 IgM 和 IgG 血清学检测。若出疹后 3 天内采集的血标本检测麻疹 IgM 抗体阴性，无合格咽拭子/尿液标本，需要采集 4 ～28 天的第 2 份血标本。

2. ELISA 法检测麻疹 IgM 抗体

主要用于定性和/或定量检测人血清或血浆中抗麻疹病毒的 IgM 抗体，用于麻疹早期诊断。

检测方法及结果分析可参照商品化试剂盒。

3. ELISA 法检测麻疹 IgG 抗体

主要用于定性和/或定量检测人血清或血浆中抗麻疹病毒的 IgG 抗体，用于麻疹诊断或人群抗体水平调查。

检测方法及结果分析可参照商品化试剂盒。

（二）病原学诊断

1. 病毒分离

1）样本采集。

用于病毒分离的标本包括咽拭子和尿液。宜在麻疹病例出疹前 5 天至出疹后 5 天内取上述标本。

（1）咽拭子样本。

将无菌棉拭子稍蘸生理盐水，反复涂抹患者咽部数次，然后将棉拭子浸于 1 ～2 mL 标本维持液（含 500 ～1000 U/mL 青霉素、500 ～1000 μg/mL 链霉素和 2% 牛血清 DMEM 液）或者无菌病毒运输液（viral transport medium，VTM）中，并反复挤压后，弃棉拭子。标本维持液中最好加无细胞毒性的制霉菌素 50 μg/mL 或两性霉素 5 μg/mL，接种细胞前置于 4 ℃过夜，用于灭活真菌。

（2）尿液样本。

无菌收集 30 ～50 mL 中段尿液于 50 mL 带螺旋盖的无菌塑料离心管中，当日尽快冷藏送至实验室，2000 r/min，离心 5 min，弃上清液，沉淀用 2 mL 标本维持液或 VTM 重悬，重悬后的标本液于 -70 ℃冻存。未经离心的尿液不得冷冻。

2）样本接种。

上述处理后的标本，接种细胞前需要至少 −70 ℃冻融 1 次，以利于病毒从上皮细胞释放。取 0.3～0.5 mL 标本液，接种于生长良好的单层传代细胞系，非洲绿猴肾细胞/淋巴细胞信号激活因子转染的非洲绿猴肾细胞（vero cell transfected to express the human signaling lymphocyte activation molecule，Vero/SLAM），置于 37 ℃条件下吸附 1～2 h 后，弃液，再加入维持液，置 37 ℃培养，次日观察有无细胞毒性，必要时换液。

3）观察致细胞病变效应（cytopathic effect，CPE）。

接种后每天观察 CPE 的进展情况，连续观察 7 天。如果有特征性的麻疹病毒 CPE 出现，观察直到 75% 以上的细胞发生病变（CPE +++），−70 ℃，冻存。若无 CPE，即置于 −70 ℃ 冻化 3 次，再盲传 1～2 代。

4）毒株鉴定。

可以采用荧光定量 RT-PCR、RT-PCR 和序列测定等方法进行麻疹病毒株的鉴定。

2. 病毒核酸检测

1）样本采集。

可参照“1. 病毒分离”中的“1）样本采集”。样本运送过程需保持低温，在实验室保存时，应避免反复冻融，避免核酸发生降解。

2）病毒核酸提取。

可使用商品化的试剂盒或自动核酸提取仪，操作方法参照试剂盒说明书和/或自动核酸提取仪仪器使用说明。

3）荧光定量 RT-PCR 方法检测麻疹病毒核酸。

（1）反应体系。

表1－5　反应体系

成分	体积/μL
DEPC 水	3.5
反应缓冲液	12.5
上游引物（7.5 μmol/L）	1.0
下游引物（7.5 μmol/L）	1.0
探针（2.5 μmol/L）	1.0
DNA 聚合酶	0.5
反转录酶	0.5
模板核酸	5.0
合计	25.0

（2）引物和探针序列。

依据 WS296—2017 序列，设计如下：

上游引物序列：5′－TGGCATCTGAACTCGGTATCAC－3′。

下游引物序列：5′－TGTCCTCAGTAGTATGCATTGCAA－3′。

探针序列：5′（FAM）－CCGAGGATGCAAGGCTTGTTTCA-GA－3′（BHQ）。

（3）反应条件。

表1－6　反应条件

温度/℃	时间	循环数
42	5 min	1
95	10 s	1
95	5 s	40
55	1 min	40

荧光标记及采集时间参照商品化试剂盒说明。

（4）结果分析。

结果分析和判断方法参照试剂盒说明书。

第三节 风疹病毒

一、流行概况与特征

（一）分布

风疹病毒为有包膜的单股正链 RNA 病毒，多为圆球体，可引起常见的急性传染病——风疹，以低热、全身皮疹为特征，常伴有耳后、枕部淋巴结肿大。风疹呈全球性分布，人群普遍易感。世界卫生组织（World Health Organisation，WHO）于 2012 年统计，全球每年约有 11 万名婴儿在出生时已患有先天性风疹综合征，危害严重。

（二）流行环节

风疹病毒主要经呼吸道传播和垂直传播。人群对风疹病毒普遍易感，但在青少年和成年人中，约 25% 的受感染者可不出现症状。孕妇在孕期 4 个月之内感染风疹病毒，易引起垂直传播，致使胎儿出现先天性耳聋、白内障及心脏病等畸形，称为先天性风疹综合征。风疹发病潜伏期为 16 ～21 天，平均为 18 天。既往未患过风疹，在发病前 14 ～21 天内与确诊的风疹患者有明确接触史，可作为诊断的流行病学依据。

二、主要检测方法

（一）血清学诊断

1. 样本采集

采集和处理血液样本要严格遵循无菌原则，在静脉或毛细血管取血。血液样本于室温静止 30 ～60 min 后，置于普通或冷冻离心机按 1500 ～2000 r/min，离心 15 ～20 min。若无离心机，样本应保存在 4 ℃冰箱放置过夜。在实验室存藏过程中，应避免样本反复冻融。

2. 实验室检测

1）IgM 检测诊断风疹和先天性风疹综合征。

（1）酶联免疫吸附测定（enzyme linked immunosorbent assay，ELISA）捕捉法检测风疹 IgM 抗体。

利用包被在固相载体上的抗人 IgM μ 链抗体，捕捉待检血清中的 IgM，再用风疹病毒抗体和已知的酶标风疹病毒抗体去检测血清中的 IgM 是否为抗风疹抗体。利用底物使酶显色而测知。

具体实验操作及结果分析参照商品化试剂盒。

（2）ELISA 间接法检测风疹 IgM 抗体。

利用包被在固相载体上纯化的风疹病毒抗原，结合待检血清中的 IgM 抗体，形成抗原－抗体复合物，再加入酶标抗人 IgM 抗体，结合的酶使后加入的底物显色，颜色强度与样品中抗体的量成正比。

具体实验操作及结果分析参照商品化试剂盒。

2）IgG 检测诊断风疹和先天性风疹综合征。

原理类似于 IgM 检测法。

3）血凝抑制试验检测诊断风疹和先天性风疹综合征。

（1）原理。

鹅红细胞（或鸽红细胞）上有风疹病毒受体，遇风疹病毒可产生凝集现象。若将抗体与病毒（血凝素）预先温育后再加入红细胞，则不产生凝集，称为血凝抑制。定量血凝素与不同稀释度抗体（血清）作用后能完全抑制血凝的最高血清稀释度，即为血凝抑制抗体效价。

（2）风疹血凝素的制备。

取毒种感染 BHK21 细胞或 Vero 细胞，常规换液培养。末次换入 2% 牛血清 199 综合培养基，置 33 ℃培养至少 6 天，待细胞病变“+++”时收获，冻化，取上清液用 Tween-80 乙醚处理，即为血凝素。若用白陶土处理的2%牛血清配制感染细胞的培养基来制备血凝素，则不用Tween-80乙醚处理。

（3）血凝滴度。

所用溶液一律置于4 ℃条件下预冷，采用微量塑料板法。血凝素用葡萄糖－明胶－巴比妥缓冲液以1∶2倍比递增稀释，再加0.25%新鲜鹅红细胞（或鸽红细胞）悬液，混匀，置于4 ℃至少1 h，观察结果，以“++++”（4个单位）的最高稀释度为血凝滴度。

（4）血凝抑制试验。

混合0.1 mL原血清和0.7 mL氯化锰肝素液，在4 ℃条件下作用20 min后，在1∶8稀释的血清中加1滴积压鹅红细胞（或鸽红细胞），1 h内摇2～3次，置4 ℃条件下过夜。再以2000 r/min的速度离心10 min，取上清液待检。待检血清用pH＝6.2的葡萄糖－明胶－巴比妥缓冲液1∶2倍比稀释后，每孔加0.025 mL血凝素（含4 U。如pH＝9的血凝素，事先应用0.1 mol/L盐酸调至pH＝6.2左右再用）。抗原抗体在4 ℃下作用1 h后加入0.25%鹅红细胞1滴（0.025 mL），在4 ℃下作用2 h后判定结果，以完全抑制血凝为终点。

每次试验预设对照：①阳性血清对照。应出现一定已知效价。②阴性血清对照。应出现阴性结果。③待检血清对照。应无非特异性凝集。④抗原对照。应出现+++++（4个单位）、+++（2个单位）、++～+（1个单位）、±（1/2个单位）的凝集现象。⑤血球对照。应为阳性。

血凝抑制抗体阳性判定标准以1∶16作为阳性标准。

葡萄糖－明胶－巴比妥缓冲剂（DGV）配制：巴比妥0.58 g，巴比妥钠0.38 g，明胶0.6 g，无水$CaCl_2$ 0.02 g，$MgSO_4 \cdot 4H_2O$ 0.12 g，NaCl 8.5 g，葡萄糖10 g。

巴比妥与明胶可先分别在250 mL蒸馏水中加温溶解，然后依次加入其他药品，溶解后加双蒸水至1000 mL，分装

10 瓶消毒。用前以 0.1 mol/L 盐酸将 pH 调至 6.2，用于稀释待测血清、配制血凝素及红细胞。

氯化锰－肝素液配制：$MnCl_2$ 3.96 g，肝素 16×10^5 U，加双蒸水至 100 mL，使用时以双蒸水稀释 4 倍（1∶3）。

（二）病原学诊断方法

1. 病毒分离

从病人呼吸道采集标本分离病原体。

1）标本收集。

风疹病人宜在出疹前 4～5 天至疹后 1～2 天取咽拭子标本。先天性风疹综合征患儿除咽拭子标本外，亦可于出生后尽快取尿液、眼泪、脑脊液、骨髓等标本。将灭菌棉棒稍蘸液体（2% 牛血清 Eagle 液），反复涂抹患者咽部数次，然后将棉棒浸于上述标本液（1～1.5 mL）中反复挤压，标本液中加足量抗生素（青、链霉素 1000 U/mL）及制霉菌素 50 μg/mL（或两性霉素 5 μg/mL）。

2）接种。

取 0.1～0.2 mL 标本液接种于生长在试管中的单层原代乳兔肾细胞（primary rabbit kidney cell，PRK）或其他原代细胞（如原代人胚肾、兔胚纤维细胞、人胚二倍体细胞等）上，置 37 ℃吸附 1～2 h 后弃液，再加入含双倍常规抗生素量的维持液 1 mL，置 33 ℃培养，每隔 4 天换液，连续观察 8～14 天。如无细胞病变可见，即置－30 ℃冻化 3 次，盲目传代。每次传代可接种于 RK13、Vero、BHK21、LLC-MK2 细胞上，连续盲传 3 代。

3）观察细胞病变。

一般于 10 天左右出现细胞病变。若不出现病变，则可在接种 14 天后用 100TCID50 的 ECHO11 病毒或一定量的 Sindbis、水疱性口炎病毒（vesicular stomatitis virus，VSV）、脊髓灰质炎病毒攻击，并设正常细胞种毒对照。若对照出现病变，接种标本管无病变，则表示原接种的细胞内已有病毒感染的存在。

4）毒株鉴定。

用已知风疹病毒免疫血清，观察能否与新毒株起作用，传统用中和试验、血凝抑制试验或采用免疫荧光法做病毒鉴定等。

2. 病毒核酸检测

利用分子杂交技术或 PCR 技术检测风疹病毒核酸。

推荐引物序列：

上游引物：5′ - AGCGACGCGGCCTGCTGGGG - 3′。

下游引物：5′ - CGCCCAGGTCTGCCGGGTCTC - 3′。

第四节　严重急性呼吸综合征冠状病毒

SARS 冠状病毒属于冠状病毒科冠状病毒属，为有包膜的单股正链 RNA 病毒。2002 年 11 月，中国广东省出现不明原因的非典型肺炎，简称“非典”，疫情迅速蔓延至全球。患者以发热、干咳、头痛、肌肉酸痛为主要症状，严重者出现进展快速的呼吸系统衰竭。2003 年 4 月 16 日，WHO 根据包括中国内地和香港地区，加拿大、美国在内的 11 个国家和地区的 13 个实验室通力合作研究的结果，正式宣布一种前所未知的冠状病毒为导致 SARS 的病原体，并将它命名为 SARS 冠状病毒（severe acute respiratory syndrome coronavirus，SARS-CoV）。

一、流行概况与特征

首例病人出现在广东省佛山市，发病日期为 2002 年 11 月 16 日，最后 1 例病人在中国台湾，发病日期为 2003 年 6 月 15 日。在 2003 年 7 月 5 日，世界卫生组织宣布全球首次 SRAS

流行结束后，全球又陆续发生几起 SRAS 暴发事件。2003 年 9 月 8 日，新加坡证实发生 1 起 SRAS 确诊病例，认为是 SRAS 病毒实验室感染。2003 年 12 月 17 日，中国台湾发生另外 1 例实验室感染病例。2004 年 1 月 5 日—2 月 2 日，广东省广州市报告了 4 例 SRAS 病例，4 例病人症状轻微且均没有发现明确的传染源，没有传染给其他人，经实验室确诊，4 例病人无外出史和野外活动史，其中的 2 人可能有野生动物接触史。2004 年 3 月 25 日—4 月 17 日，安徽、北京陆续出现 SRAS 病例，后经证实是由于从事 SRAS 研究的实验室病毒灭活不彻底造成的实验室感染，其后至今未再发现新病例。

SARS-CoV 直径多为 60 ～ 120 nm，包膜上有放射状排列的花瓣样或纤毛状突起，长约 20 nm 或更长，基底窄，形似王冠，与经典冠状病毒相似。成熟病毒呈圆球形或椭圆形，成熟的和未成熟的病毒体在大小和形态上都有很大的差异。SARS-CoV 基因组由大约 30000 个核苷酸组成，在已发现的 RNA 病毒中是最大的，与经典冠状病毒仅有约 60% 的同源性，但基因组的组织形式与其他冠状病毒相似。基因组 RNA 约 2/3 为开放阅读框架（open reading frame，ORF）1a/1b，编码 RNA 多聚酶（Rep）的下游有 4 个 ORF，分别编码 S、E、M、N 四种结构蛋白。

SARS 冠状病毒在环境中稳定性较好。室温 24 ℃下病毒在尿液里至少存活 2 天，在腹泻病人的痰液和粪便里能存活 4 天以上，在血液中可存活约 15 天，在塑料、玻璃、马赛克、金属、布料、复印纸等多种物体表面均可存活 2 ～ 3 天。病毒对温度敏感，随温度升高抵抗力下降，37 ℃下可存活 4 天，56 ℃ 加热 90 min、75 ℃加热 30 min 能够灭活病毒。紫外线照射 60 min 可破坏病毒的感染性。病毒对有机溶剂敏感，乙醚于 4 ℃下作用 24 h 可完全灭活病毒，75% 乙醇作用 5 min 可使病毒失去活力，含氯的消毒剂 5 min 可以灭活病毒。

（一）分布

根据WHO 2004年4月公布的疫情来看，从2002年11月至2003年7月，全球共报告SARS冠状病毒临床诊断病例8096例，死亡774例，SARS呈现全球流行的态势，发病波及29个国家和地区，主要分布于亚洲、欧洲、美洲等地区。发病主要集中在2003年3月中旬至5月中旬，6月后疫情得到有效控制。中国（包括内地、香港、澳门、台湾）共发病7429例、死亡685例，分别占全球总数的91.8%和88.5%，病死率为9.2%。根据中国内地5327例SARS病人的资料统计，主要发病年龄为20～60岁，占总发病数的85%，其中，20～29岁病例所占比例最高，达30%；15岁以下青少年病例所占比例较低。男女性别间发病无显著差异。人群职业分布有医务人员明显高发的特点。

（二）流行环节

有调查表明，本病原可能来源于动物，已在果子狸、山猪、兔、山鸡、猫、鸟、蛇、獾等多种动物经PCR或血清学检测获得阳性结果。目前的研究结果已经从病原学和分子生物学等诸多方面证明，果子狸等野生动物可能是SARS冠状病毒的主要载体之一，人SARS冠状病毒可能来源于果子狸等野生动物。但在人SARS冠状病毒的起源以及传播方面的调查研究还有待进一步探讨。2014年，我国军事医学科学院军事兽医研究所研究员涂长春领衔的联合课题组在云南蝙蝠体内检测出了新型SARS冠状病毒。全基因组序列测定与抗原性分析结果表明，该病毒具备感染人的能力，推断其很可能是SARS冠状病毒的祖先或“亲属”，这一发现为理清SARS来源提供了重要数据。值得关注的是，SARS冠状病毒在人类引起较大规模的流行，在人与人之间循环后，无论其是否来源于某种动物，它都有可能再传于与人类关系更密切的动物，而该种动物不发病，从而成为病毒理想的保毒宿主，一旦条件适合，可再引起人类发病。

二、主要检测方法

本规范主要详述核酸检测方法。

（一）样本采集

上呼吸道样本适用于病毒检测（病毒分离与 RNA 检测），多部位采样将提高检出率。

1. 疑似病例标本采集

（1）呼吸道标本。咽拭子、鼻拭子、鼻咽抽取物、咽漱液、呼吸道抽取物、肺泡清洗液等，最好于发热 72 h 内采集。

（2）血液标本。急性期血清标本应尽快收集并转送；如为恢复期患者血清标本，应在发热后 3 周内收集并转送。成人抽取 5 ～ 10 mL 全血，小儿患者至少需要 1 mL 全血。

（3）粪便标本。用容器内无菌小勺采出 10 ～ 50 mL 的粪便放入无菌密闭容器内，安全加盖并封以石蜡膜，放入密封袋中。

（4）尿液标本。10 ～ 50 mL 尿液应放入无菌密闭容器内，安全加盖并封以石蜡。

2. 采样防护要求

采样防护要求按三级防护。除按二级防护要求外，将口罩、防护眼镜换为全面型呼吸防护器（符合 N95 或 FFP2 级标准的滤料）。

3. 运输时限

采集当天用冰盒送至省级实验室，在省级实验室将标本分成 2 份，一份用作实验室检测，另一份 24 h 之内送至国家疾病预防控制中心。

（二）核酸检测

由于病毒的分离培养条件要求严格，必须在 P3 级生物安全实验室内进行，且对样本的采集时间和质量要求高，而分离阳性率低、耗时长，因此，该方法不适宜在应急诊断中加以应用。此外，患者血清中特异性抗体产生较晚，通常在 2～3 周，这使抗体检测也不适合用于临床早期诊断。目前对病人早期诊断最灵敏、最快速的方法是病毒特异性核酸的检测。

应用实时 PCR 检测引物序列（前 7 对来源为 WHO，最后 2 对来源为国家 CDC）见表 1－7。

表 1－7　实时 PCR 检测引物序列

引物名称	分类	核酸序列
BNIoutS	正义	5′－ATGAATTACCAAGTCAATGGTTAC－3′
BnoutAs	反义	5′－CATAACCAGTCGGTACAGCTAC－3′
BNIinS	正义	5′－GAAGCTATTCGTCACGTTCG－3′
BNIAs	反义	5′－CTGTAGAAAATCCTAGCTGGAG－3′
SAR1s	正义	5′－CCTCTCTTGTTCTTGCTCGCA－3′
SAR1as	反义	5′－TATAGTGAGCCGCCACACATG－3′
Cor－p－F2	正义	5′－CTAACATGCTTAGGATAATGG－3′
Cor－p－R1	反义	5′－GCCTCTCTTGTTCTTGCTCGC－3′
Cor－p－F3	正义	5′－CTAACATGCTTAGGATAATGG－3′
Cor－p－R1	反义	5′－CAGGTAAGCGTAAAACTCATC－3′
COR-1	正义	5′－CACCGTTTCTACAGGTTAGCTAAC－3′
COR-2	反义	5′－AAATGTTTACGCAGGTAAGCGTAAAA－3′
HKU	正义	5′－TACACACCTCAGCGTTG－3′
	反义	5′－CACGAACGTGACGAAT－3′
CDC－P1^{+}	正义	5′－GCTTAGGATAATGGCCTCTC－3′
CDC－P1^{-}	反义	5′－CCACGAATTCATGATCAACATCCC－3′
CDC－P2^{+}	正义	5′－GCTCGCAAACATAACACTTGC－3′
CDC－P2^{-}	反义	5′－GAGACACTCATAGAGCCTGTG－3′

阳性结果判定方法如下：

（1）至少需要2个不同部位的临床标本检测呈阳性。

（2）收集至少间隔2天的同一种临床标本检测呈阳性。

（3）在每个特定检测中对原临床标本使用2种不同的方法，或重复PCR方法检测呈阳性。

三、注意事项

根据《中华人民共和国传染病防治法》中的有关规定，SARS属于乙类传染病，按照甲类传染病进行预防控制。WHO将SARS冠状病毒的生物危害等级定为Ⅲ级。根据当时我国卫生部颁布的《人间传播的病原微生物名录》的有关规定，SARS冠状病毒属于第二类病原微生物。

在SARS患者各种体液的采集过程中，均需意识到其有极强的传染性，各种标本采集时需正确、严格按规程操作，并确保存放标本容器的密闭性。因为SARS患者的血液、体液、分泌物中都曾被分离出病毒，所以在操作过程中，采样人员需做好自我防护。采集标本时需穿3层防护服，戴好防护帽、防护眼镜及16层以上纱布口罩、N95口罩，并戴3层一次性乳胶手套，着3层鞋套。为疑似患者采集标本时，应及时更换隔离衣，以预防院内交叉感染。

第五节 中东呼吸综合征冠状病毒

中东呼吸综合征冠状病毒（Middle East respiratory syndrome coronavirus，MERS-CoV）是2012年9月于中东地区首次发现的一种新型高致病性冠状病毒，与严重急性呼吸综合征冠状病毒（SARS-CoV）同属于β类冠状病毒，是一种具有包膜、基因组为线性非节段单股正链的RNA病毒。该病毒能引起严重的呼吸系统疾病，感染者可发生急性呼吸窘迫综合征（acute respiratory distress syndrome，ARDS）和急性肾功能衰竭等多器官功能衰竭，因其临床症状与 SARS-CoV 极为相似，故 MERS-CoV 出现之初，曾被称为类 SARS 病毒。2013 年 5 月 23 日，WHO 将该病毒命名为中东呼吸综合征冠状病毒（MERS-CoV）。

一、流行概况与特征

2012 年 6 月 13 日，沙特一名 60 岁男子因为发烧、咳嗽和气短入院，11 天后，患者因 ARDS 和肾衰死亡，荷兰的研究者从该病例体内分离出一株新型冠状病毒（HCoV-EMC）。9 月 22 日，英国健康保护局（the Health Protection Agency，HPA）向 WHO 报告 1 名由卡塔尔至英国治疗的病例，临床表现同样为 ARDS 和肾衰，病人在发病前 2 周有麦加旅行史。英国研究者从病人体内也分离到一株新型冠状病毒，与荷兰研究者分离的病毒的 1 个 250 bp 的 PCR 片段同源性高达 99.5%，仅有 1 个核苷酸的差异。经证实，2 个病例感染的病毒为同一病毒。9 月 23 日，WHO 公布了这 2 起疫情情况，随后制定了病例定义，要求成员国开展监测。此后不断有新的病例报告，于 2014 年呈暴发性增长。2015 年 5 月 27 日晚 10 时，WHO 通报：韩国 1 例确诊中东呼吸综合征（MERS）病例的密切接触者经香港入境广东省惠州市，已出现发热症状，广东惠州 MERS 疑似病例韩国亲属 2 人确诊。2015 年 6 月 13 日，韩国首次发现第三代人传人 MERS 病例，并有儿童疑感染，韩联社援引韩国保健福祉部中东呼吸综合征（MERS）管理对策本部的消息称，MERS 确诊患者增至 138 人，其中包括第三代人传人病。

MERS 病毒颗粒呈球形或椭圆形，具有多形性，有包膜，外有棘突，像日冕，顾名思义，命名为冠状病毒；基因组为线性非节段单股正链的RNA，其直径为80～120 nm，全基因组长度约为30.1 kb，至少包含10个开放阅读框（open reading frame，ORF），编码复制酶多聚蛋白（ORF1a/ORF1b）、表面刺突糖蛋白（S）、小包膜蛋白（E）、外膜蛋白（M）、核衣壳蛋白（N）和非结构蛋白（ORF3、4a、4b、5b和8b）。病毒对有机溶剂敏感，乙醚于4 ℃下作用24 h可完全灭活病毒，置于75%乙醇溶液中5 min可使病毒失去活力，含氯的消毒剂作用5 min可以灭活病毒，此外，56 ℃以上的高温可以在半个小时内杀死病毒。

（一）分布

MERS-CoV病毒主要集中在中东地区流行，但目前在欧洲、非洲、亚洲和北美等20多个国家陆续出现疫情和医务人员感染。病毒由中东地区向欧洲、亚洲、非洲和美洲蔓延，目前，中东地区有10个国家出现病例，主要集中在沙特阿拉伯，另外，阿联酋、卡塔尔、约旦、阿曼、科威特、也门、埃及、伊朗、黎巴嫩也出现部分病例；欧洲地区的意大利、法国、德国、英国、希腊、荷兰、奥地利、土耳其等8个国家，亚洲地区的韩国、中国、马来西亚、菲律宾、泰国等5个国家，非洲地区的突尼斯、阿尔及利亚，北美洲地区的美国均未能幸免。

截至2015年10月30日，WHO累计统计结果显示，全球MERS确诊病例已达1611例，其中86%的病例发生在中东地区的国家，78%的病例发生在沙特（1600多例中，沙特占了近1300例），韩国病例占11%。1611例中有575例患者死亡，死亡率约为36%，远高于SARS病毒流行期间10%的致死率。

所有中东地区外的病例在发病前均有中东旅行或居住史，或与从中东输入病例有流行病学关联。由于我国与中东地区存在商务、宗教交流、旅游等一定规模人员往来，因此，存在疫情输入风险。尽管输入性疫情引发我国境内大范围播散的风险较低，但仍应当密切监测来自疫情发生地的输入性病例。

（二）流行环节

从系统发生上看，中东呼吸综合征冠状病毒（MERS-CoV）与从蝙蝠体内分离到的冠状病毒（bat-CoV-HKU4 和 bat-CoV-HKU5）的亲缘关系比较接近，基因组相似性为 70.1%，而与 SARS 基因组的相似性为 54.9%，提示该病毒很可能为一跨越中间屏障，在适应新宿主过程中演变而来的新型冠状病毒，但其自然宿主仍有待进一步研究。虽然蝙蝠可能是病毒的宿主，但最近发现单峰骆驼可能是 MERS-CoV 传播的中间宿主，可能介导这一病毒在蝙蝠与人类之间的传播，即蝙蝠冠状病毒通过进化获得了感染新宿主（如骆驼）的能力，再通过某种中间宿主（如骆驼）传染给人类。

受感染动物可通过鼻腔和眼睛分泌物、粪便、奶和尿排出病毒，在其组织器官和肌肉也可发现病毒存在，但具体传播途径尚不清楚。人与人之间可能主要通过无防护的密切接触或气溶胶形式进行传播。

二、主要检测方法

MERS-CoV 的主要检测方法为核酸检测。

（一）样本采集

咽拭子、鼻拭子、鼻咽或气管抽取物、痰或肺组织，以及血液、尿液和粪便等标本中均可以检测到病毒 RNA，其中，以下呼吸道标本阳性检出率更高且更早，因此，应当尽可能采集病例的下呼吸道标本，以提高检出率。

1. 疑似病例

（1）临床表现。难以用其他病原感染解释的急性呼吸道感染：体温不低于 38 ℃，咳嗽，有胸部影像学改变等。

（2）流行病学史。发病前 14 天内在中东呼吸综合征病例报告或流行地区旅游或居住，或与疑似病例、临床诊断病例、确诊病例有密切接触史。

2. 疑似病例标本采集

（1）上呼吸道标本。采集咽拭子、鼻拭子、鼻咽抽取物、咽漱液、深咳痰液标本。

（2）下呼吸道标本。采集呼吸道抽取物、支气管灌洗液、肺组织活检标本。

（3）同时采集疑似病例的急性期血清（最好在发病后 7 天内）和恢复期血清（发病后第 3 ～ 4 周），采集量要求 5 mL，以空腹血为佳，尽量使用真空采血管。

（4）标本按照高致病性病原微生物运输相关要求进行运输。

3. 采样防护要求

（1）高风险暴露患者的样品采集。做好标准防护，戴 N95 口罩，做好飞沫防护和接触防护，样品以 A 类生物安全包装在 4 ℃条件下，专人专车运送至当地疾控中心。

（2）中风险和低风险暴露患者的样品采集。做好标准防护和飞沫防护。

4. 送检时限要求

（1）高风险暴露患者实施紧急排查。2 h 内联系送检，6 h 内送达；12 h 内完成检测，并反馈检测报告。

（2）中风险暴露患者实施应急排查。12 h 内完成。若检测结果为 MERS 病毒核酸阳性，按紧急排查。

（3）低风险暴露患者实施常规排查。24 h 内完成。若检测结果为 MERS 病毒核酸阳性，按紧急排查。

（二）核酸检测

病毒核酸检测可以用于早期诊断。在中东呼吸综合征冠状病毒发病早期，留取多种标本（如咽拭子、鼻拭子、鼻咽或气管抽取物、痰或肺组织，以及血液和粪便）进行检测，其中以下呼吸道标本阳性检出率更高。

以 RT-PCR（最好采用实时 RT-PCR）法检测呼吸道标本中的

中东呼吸综合征冠状病毒核酸。病毒核酸检测的特异性和敏感性最好，且能快速区分病毒类型和亚型，一般能在 4～6 h 获得结果。

主要靶基因有 *E* 蛋白上游基因（*upE*）、*ORF*1*b*、*ORF*1*a*、*N*2 基因这 4 种。这些基因检测均高度敏感，推荐 *upE* 和 *N*2 检测用于初筛；*ORF*1*b* 基因的方法不如针对 *ORF*1*a* 的方法敏感，但比其更加特异，可用于复查；*N*2 基因检测具有较高的灵敏性。

实时 PCR 检测引物与探针序列见表 1－8。

表 1－8　实时 PCR 检测引物与探针序列

引物/探针序列	核苷酸检测
UPE	
upE－Fwd	5′－GCAACGCGCGATTCAGTT－3′
upE－Rev	5′－GCCTCTACACGGGACCCATA－3′
upE－Prb	5′FAM－CTCTTCACATAATCGCCCCGAGCTCG－TAMRA 3′
*ORF*1*b*	
ORF1b－Fwd	5′－TTCGATGTTGAGGGTGCTCAT－3′
ORF1b－Rev	5′－TCACACCAGTTGAAAATCCTAATTG－3′
ORF1b－Prb	5′FAM－CCCGTAATGCATGTGGCACCAATGT－TAMRA 3′
*ORF*1*a*	
ORF1a－Fwd	5′－ CCACTACTCCCATTTCGTCAG－3′
ORF1a－Rev	5′－ CAGTATGTGTAGTGCGCATATAAGCA－3′
ORF1a－Prb	5′FAM－ TTGCAAATTGGCTTGCCCCCACT－TAMRA 3′
*N*2	
N2－Fwd	5′－ GGGTGTACCTCTTAATGCCAATTC－3′
N2－Rev	5′－ TCTGTCCTGTCTCCGCCAAT－3′
N2－Prb	5′FAM－ ACCCCTGCGCAAAATGCTGGG－BHQ－3′

阳性结果判定（需要满足以下条件的其中一个）：

（1）至少 2 种 MERS-CoV 特异性 PCR 结果呈阳性。

（2）一种 PCR 检测结果为阳性，另外一种 PCR 产物序列测序，与 MERS-CoV 序列相符。

当针对 MERS-CoV 的 2 种不同的检测方法结果不一致时，应当采用 RT-PCR 扩增，对扩增产物进行测序以确认检测结果。

三、检测注意事项

中东呼吸综合征冠状病毒属于冠状病毒科，是冠状病毒中的 β 亚类，2012 年首先在中东地区出现，与 SARS 冠状病毒不同，是一种新的冠状病毒。其生物安全防护要求可以参照原卫生部《人间传染的病原微生物名录》中对于 SARS 病毒的规定进行：未经培养的感染材料的操作，须在生物安全三级实验室；灭活材料的操作，须在生物安全二级实验室；无感染性材料的操作，须在生物安全一级实验室；运输包装须为符合 UN2814 标准的 A 类包装。

检测技术人员需经过生物安全培训，过程根据风险评估要求采取生物安全防护。不同的标本检测生物安全级别要求如下：

（1）标本的分装和核酸提取在生物安全二级实验室的生物安全柜内进行；病毒培养物的核酸提取必须在生物安全三级实验室的生物安全柜内进行。

（2）标本的抗原快速检测及采用灭活抗原进行 ELISA 检测血清抗体，要求在生物安全二级实验室内操作；采用微量中和试验进行血清抗体检测应在生物安全三级实验室操作。

实验人员上岗前必须接受严格的生物安全及该病毒实验技术的培训，在个人防护措施上应按生物安全三级实验室防护级别进行个人防护。

第六节　其他呼吸道病毒

一、病原及流行概况

（一）副流感病毒

人副流感病毒（human parainfluenza virus，HPIV）在分类

上属副黏病毒科，根据遗传学和血清学特征可分为 HPIV-1 至 HPIV-4 这 4 个型，其中 HPIV-1 和 HPIV-3 型属于呼吸道病毒属，HPIV-2 和 HPIV-4 型属于腮腺炎病毒属。病毒核酸为单股负链 RNA，编码 6 种主要的结构蛋白。病毒颗粒具有包膜，包膜上有 2 种刺突蛋白：血凝素－神经氨酸酶（HN）和融合蛋白（F），这 2 种表面蛋白和核蛋白（nuclear protein，NP）共同决定其特异性。

人副流感病毒主要通过飞沫和直接接触传播，可引起各年龄段人群感染。在成人中通常只引起普通感冒症状的上呼吸道感染，而在儿童，尤其是婴幼儿中可引起严重呼吸道疾病，如小儿哮喘、细支气管炎和肺炎等。其中，HPIV-3 型是引起婴幼儿下呼吸道疾病的重要病原体，仅次于呼吸道合胞病毒。副流感病毒主要呈散发流行，也可以引起小规模暴发流行，一年中均可被检出，无明显规律。

（二）其他冠状病毒

冠状病毒（coronavirus，CoV）在分类上属于冠状病毒科冠状病毒属，由于病毒包膜上有向四周伸出的突起，在电镜下呈日冕或皇冠状而得名。病毒基因组为非节段的单股正链 RNA。冠状病毒可分为 4 个亚属：α 冠状病毒、β 冠状病毒、γ 冠状病毒和 δ 冠状病毒。除前文所描述的 SARS-CoV 和 MERS-CoV 以外，还有 4 种可以使人类得病的冠状病毒：属于 α 冠状病毒的 hCoV-229E 和 hCoV-NL63、属于 β 冠状病毒的 hCoV-OC43 和 hCoV-HKU1。

冠状病毒主要通过呼吸道传播，也可以通过粪—口途径传播。4 种常见冠状病毒（hCoV-229E、hCoV-NL63、hCoV-OC43 和 hCoV-HKU1）在人群中普遍存在并呈全球性分布，感染多发于冬季和早春季节。hCoV-229E 和 hCoV-OC43 感染通常表现为自限性上呼吸道感染（如普通感冒）和肠道感染（如胃肠炎）。hCoV-NL63 感染小儿可出现较为严重的下呼吸道症状，如哮喘和毛细支气管炎。hCoV-HKU1 可引起上、下呼吸道感染，且大多为自限性，在伴有基础疾病的患者中可导致肺炎、毛细支气管炎、哮喘急性加重等严重症状。

（三）鼻病毒

鼻病毒（rhinovirus，RV）在分类上属于小 RNA 病毒科，病毒颗粒呈二十面体对称结构，无包膜，病毒核酸为单股正链 RNA。目前已鉴定出的血清型有 120 余种，是人类病毒中血清型最多的病毒。

鼻病毒是引起人类感冒的主要病原，通过近距离接触患者，或者飞沫等途径传播，通常寄居于上呼吸道，引起上呼吸道感染。鼻病毒感染主要表现为普通感冒和中耳炎，导致急性鼻炎、流涕、打喷嚏等症状。患者病情一般为自限性，1 周左右可自愈。在婴幼儿、老人和免疫力低下人群中可发展为下呼吸道感染，引起支气管炎和肺炎。鼻病毒全年都可以检出，多流行于秋季。

（四）人类呼吸道腺病毒

人腺病毒（human adenovirus，HAV）在分类上属于腺病毒科，哺乳动物腺病毒属，可以引起人类多种疾病，是一种常见病原体。目前为止，文献报道的人类腺病毒已有 60 多个型别，根据其生物化学、免疫学等特性可以分为 A～F 共 6 个亚属。腺病毒颗粒为无包膜的二十面体对称结构，具有 12 个五邻体和 240 个六邻体壳粒，其上具有决定属、亚属以及种特异性的抗原决定簇。病毒基因组为线性双股 DNA。

人腺病毒感染可以导致呼吸道、肠胃道、泌尿系统及眼部疾病等，其中引起呼吸道疾病的主要是 B、C 和 E 亚属的成员。急性呼吸道感染常见于儿童和婴幼儿，腺病毒 3、4、7、11、14、21 型是引起婴幼儿肺炎和上呼吸道感染的常见病原。研究报道显示，3、7 型腺病毒为我国腺病毒肺炎流行的主要病原体，大多发生于6个月至2岁婴幼儿，可发生致死性感染。除此之外，免疫力低下患者、老人、新兵等也是腺病毒感染的高危人群。腺病毒感染在全球范围内流行，在我国北方多见于冬春两季，南方多见于秋季。

（五）人偏肺病毒

人偏肺病毒（human metapneumovirus，HMPV）在分类上属于副黏病毒科偏肺病毒属，病毒颗粒呈多形性，核衣壳外有包膜，病毒核酸为单股负链 RNA。HMPV 在系统发生上有2个基因型，每个基因型各有2个分枝（A1 和 A2、B1 和 B2），2个基因型之间无交叉免疫保护。HMPV 首次于2001年由荷兰学者发现，但有研究表明该病毒在人群中至少流行了60年，而且我国6岁儿童几乎均已感染过 HMPV。

HMPV 可通过呼吸道飞沫，或者手—口、手—眼接触污染的物体表面等途径传播。HMPV 在世界各地区均有流行，全年可发病，感染多发生于冬季和春季，冬末春初为发病高峰。HMPV 可感染各年龄人群，其中幼童、老人以及免疫力低下人群更为易感，并可引起致死性感染。轻症主要表现为上呼吸道感染，重症通常表现为毛细支气管炎、肺炎等，当与其他呼吸道病毒混合感染时症状加重，可引起严重急性呼吸道症状及临床合并症。

（六）呼吸道合胞病毒

呼吸道合胞病毒（respiratory syncytial virus，RSV）在分类上属于副黏病毒科肺炎病毒属。病毒颗粒具有包膜，呈球形，基因组为不分节段的单股负链 RNA。一般认为 RSV 只有1个血清型。

呼吸道合胞病毒感染在世界各年龄段人群中均有发生，在较大儿童和成人中通常表现为鼻炎、普通感冒等上呼吸道感染症状，而在2～6个月的婴幼儿中可引起严重呼吸道疾病，如细支气管炎和肺炎，会导致婴幼儿较高的致病率和死亡率，是引起婴幼儿严重下呼吸道感染最重要的病毒。RSV 感染在全年都会有散发，流行高峰多出现在冬季和早春，主要通过飞沫传播，也可通过直接接触污染的手和物体表面传播。

（七）人博卡病毒

人博卡病毒（human bocavirus，HBoV）是近年来发现的新型呼吸道病毒之一，在分类上属于细小病毒科，病毒颗粒无包膜，为二十面立体对称结构，基因组为单链 DNA。目前发现的博卡病毒可分为 V1 ～ V4 这 4 个型。

自 2005 年被首次发现，博卡病毒在多个国家和地区均被检出，呈全球性分布。HBoV 感染在全年均有发生，目前多数研究显示其感染没有明显的季节性分布。在患者呼吸道分泌物，血清以及粪便标本中均有检出 HBoV DNA 的报道，其中以呼吸道标本检出居多，因此，病毒可能通过飞沫或直接接触等途径经呼吸道传播，也不排除粪—口途径及血液传播。HBoV 在成年人中的感染率极低，在 5 岁以下儿童（尤其是 6 个月至 2 岁）中感染率较高，可引起从轻微的上呼吸道感染至严重的细支气管炎和肺炎等疾病，与急性喘息及儿童哮喘的发生、发展密切相关。HBoV 感染可以单独存在，也可与 HRSV、HAV、HMPV、HRV、HPIV 等混合感染，且混合感染率较高。

二、核酸检测方法及注意事项

（一）样本采集

进行呼吸道病毒检测的常用样本主要是呼吸道分泌物，包括上呼吸道和下呼吸道的标本。不同病毒以及同一种病毒所致不同病症的样本采集视具体情况有所区别，但临床最常用的主要是咽拭子和鼻拭子，采集方法简单，患者容易接受。临床常用的呼吸道样本主要包括 7 种。

（1）口漱液。口漱液采集于患者口腔，嘱患者咳嗽后使用生理盐水后仰漱口，收集口漱液。

（2）咽拭子。咽拭子采集于口咽部位，嘱患者张口后仰，使用拭子擦拭双侧咽后壁等处取样，置于运送培养基中。

（3）鼻拭子。鼻拭子采集于鼻咽，嘱患者后仰将拭子平行上颚插入鼻孔，停留几秒，旋转几周后置于运送培养基中。

（4）鼻灌洗液。鼻灌洗液采集于鼻腔，嘱患者前倾，使用带胶塞含生理盐水的注射器灌洗鼻腔，反复几次后收集于运送培养基中。

（5）鼻咽抽出物。鼻咽抽出物采集于鼻咽，使用专业工具抽吸鼻咽分泌物。

（6）支气管肺泡灌洗液。支气管肺泡灌洗液采集于支气管肺泡，需使用专业工具与技术采集。

（7）痰液。痰液采集于下呼吸道，嘱患者自行咳出，或诱导咳出痰液。

呼吸道标本采集的最佳时间为发病后 3 天，最多不超过 1 周，标本采集后冷藏运输至实验室进行检测。

（二）核酸提取

样本运送至实验室后立即开展检测工作，首先进行核酸提取。根据样本量，本实验采用全自动核酸纯化工作站和人工手动提取。自动提取使用的是 MagNA Pure LC 全自动核酸分离纯化仪，提取样本全部核酸，手动提取使用的是 Roche 的 RNA 或 DNA 纯化试剂盒，具体操作流程详见说明书。

（三）核酸检测

病毒核酸检测主要采用的是 PCR 的方法，目前广泛应用的是实时荧光定量 PCR。本实验室采用这种方法进行上述其他呼吸道病毒的核酸检测，使用的引物及探针见表 1－9。

表1－9　PCR法常用引物及探针

病毒	引物	探针
HPIV-1	GAGATCTCACACAATTAAT-AGAGAAGTCAT CCTACGGGACATCTCCAGAA	AGGAATTGGCTCAGATAT-GCGARAACAC
HPIV-2	ACCTAAGTGATGGAAT-CAATCGC TGCCCTGTTGTATTTG-GAAGAGAT	AGCTGTTCAGTCACTGC-TATACCAGGAG
HPIV-3	TGTTGAGCCTATTTGATA-CATTTAATGC ATGATAGCTCCACCAGCT-GATTTT	CGTAGGCAAGAAAA-CATAA
HPIV-4	CCTGGAGTCCCATCAAAAGT GCATCTATACGAACACCTGCT	ACAATTACACTTGACCGT-TAGCAAGACCCAT
hCoV-229E	ATGGCTACAGTCAAATGGGC CACTATCAACAAG-CAAAGGGCATATAA	CACAACGTGGTCGT-CAGGGTAGAATA
hCoV-NL63	GGCCATAAGATTGC-TACTCGTG CTCCTGAGAGGCAACACCA	GAATGCCCAACCAGTCTG-GC
hCoV-OC43	GGTTACTATATTGAAGGCT-CAGGAAGG TGGCTCTACTACGCGATCCT	GCTCTGCTGGATGT-GCGCGAAGTAGA
hCoV-HKU1	ATTCACTGTGTCTACTCAAC-CAC CCGAAAGCAATGGAACTCC	ATTATTCCTGGTTCTC-CGGGATCACTC
HRV	TGGACAGGGTGTGAAGAGC CAAAGTAGTCGGTCCCATCC	TCCTCCGGCCCCTGAATG
HAV	CAGGACGCCTCGGRGTAYCTSAG GGAGCCACVGTGGGRTT	CCGGGTCTGGTGCAGTTT-GCCCGC

续表 1-9

病毒	引物	探针
HMPV	CATATAAGCATGCTATATTA-AAAGAGTCTC CCTATTTCTGCAGCATATTTG-TAATCAG	TGYAATGATGAGGGTGT-CACTGCGGTTG
HRSV	GCAAATATGGAAACATACGT-GAACA GCACCCATATTGTWAGTGATGC	CTTCACGAAGGCTCCA-CATACACAGCWG
HBoV	AGAGGCTCGGGCTCATATCA TCTTCATCACTTGGTCTGAG-GTCTT	AGGAACACCCAATCARC-CACCTATCGTCT

荧光定量 PCR 采用的是 Takara 公司的 One Step Prime Script™ RT-PCR Kit (Perfect Real Time)，按照试剂盒说明书进行体系配置，当同时需要进行多次实时 PCR 反应时，应将各组分加倍混合后再分装到每个反应管中，以减少操作误差。具体配置方案见表 1-1。

使用 Applied Biosystems 7500 型定量 PCR 仪进行 PCR 反应，具体反应条件见表 1-10。

表 1-10　PCR 反应条件

温度/℃	反应时间	循环数
42	5～14 min	1
95	10 s	1
95	5 s	40
55	60 s	40

在检测操作过程中需要时时注意，在核酸检测实验室的各规定分区进行核酸提取、体系配置、加样和上机操作，防止样本污染试剂盒以及样本与样本之间的交叉污染；平行设置阴性对照和阳性对象，帮助判定结果。实时荧光定量 PCR 结果阳性判定标准为 *Ct* 值在 35 以内，且曲线有明显上升趋势。

第二章 肠道病毒及腹泻相关病毒

第一节 HFMD 相关病毒

HFMD 是由肠道病毒（Enterovirus，EV）感染引起的常见传染病，主要感染 5 岁以下儿童。多数患者感染后出现发热和手、足、口等部位的皮疹和疱疹等主要症状，少数患者可出现严重的中枢神经系统并发症甚至死亡。少年儿童和成人多为隐性感染，也是引起病毒传播的主要来源。HFMD 是全球性疾病，1981 年，我国上海首次报道了 HFMD 病例；2008 年，我国将 HFMD 纳入丙类传染病管理；2008—2018 年，我国共报告 HFMD 约 2054 万例，发病率为 37.01/10 万～205.06/10 万，近年报告病死率为 6.46/10 万～51.00/10 万。HFMD 已经在亚太地区广泛、长期流行，成为重要的公共卫生问题。

一、流行概况与特征

（一）分布

HFMD 由肠道病毒引起，在全球范围内广泛流行分布。HFMD 主要的致病血清型包括柯萨奇病毒（Coxsackievirus，CV）A 组 4～7、9、10、16 型和 B 组 1～3、5 型，肠道病毒 71 型（Enterovirus 71，EV71）和埃可病毒（Echovirus）的部分血清型等。1957 年，新西兰首次对 HFMD 进行报道。1958 年，从 HFMD 患者样本中分离出 CVA16。1959 年，正式提出 HFMD 的命名。1969 年，EV71 在美国被首次鉴定出，此后 EV 感染与 CVA16 感染交替出现，成为 HFMD 的主要病原体。近年来，部分地区 CVA6、CVA10 有增多趋势。肠道病毒各型之间无交叉免疫力。

1. 肠道病毒 71 型

肠道病毒 71 型是引起 HFMD，特别是重症 HFMD 主要的病原体之一。EV71 是小 RNA 病毒科，肠道病毒属，单股正链 RNA 病毒，为无包膜二十面立体对称球形颗粒，基因组全长约 7.5 kb，有 1 个开放阅读框，编码 4 个结构蛋白（VP1 ～ VP4）和 7 个非结构蛋白（2A ～ 2C 和 3A ～ 3D）。基于全长 VP1 区核苷酸序列的不同，EV71 又分为基因型 A、B、C、D、E、F 和 G。A 基因型有 1 个成员，B 基因型又分为 B0 ～ B7，C 基因型又分为 C1 ～ C6。B 基因型和 C 基因型分布较为广泛。我国主要以 C4 为主，其又可进一步分为 C4a 和 C4b 这 2 个分支，C4a 是 2007 年以来引起我国重症和死亡 HFMD 病例的绝对优势亚型。

1969 年，美国首次在重症 HFMD 感染患儿的粪便标本中分离到 EV71。20 世纪 70—80 年代，美国和欧洲出现 EV71 的暴发；保加利亚和匈牙利相继暴发 EV71 感染 HFMD 并以中枢神经系统为主要临床特征。20 世纪 90 年代后期，亚太地区出现 EV71 的流行。1997 年，马来西亚发生以 EV71 感染为主的 HFMD 流行；1995 年，我国武汉病毒研究所从 HFMD 患者标本中分离出 EV71；1998 年，我国深圳市卫生防疫站也从 HFMD 患者标本中分离出 EV71；1998 年，我国台湾地区发生 EV71 感染引起的 HFMD 的流行。2007 年以前，我国 EV71 感染 HFMD 主要以散发为主，2007—2008 年，出现了 EV71 的暴发疫情，并在我国持续流行。

2. 柯萨奇病毒

柯萨奇病毒（Coxsackievirus，CV）是 1948 年在美国纽约州柯萨奇镇一次脊髓灰质炎流行中，流行病学家 Dalldorf 及 Sickles 将病人的粪便标本接种至鼠脑内分离到的，当时将该病毒以该地名命名，一直沿用至今。柯萨奇病毒分为 A、B

组，A 组分为 23 型，B 组分为 6 型。对于 HFMD，主要的致病血清型包括柯萨 A 组的 4 ～ 7、9、10、16 型和 B 组的 1 ～ 3、5 型。CVA16 感染引起的 HFMD 较为常见，近年来 CVA6、CVA10 感染病例有增多趋势。

（1）柯萨奇病毒 A16 型。

CVA16 为单股正链 RNA 病毒，基因组全长 7.4 kb，编码 VP0、VP1 和 VP3 等 3 个结构蛋白，VP0 又能进一步剪切成为 VP2 和 VP4。CVA16 的基因分型主要依据 VP1 基因序列的不同，也可根据 VP4 基因进行分型。根据 VP1 基因序列可将 CVA16 分为 A、B 和 C（C1 至 C3）3 个基因型；根据 VP4 可将 CVA16 分为 A 和 B 这 2 个亚型；也有学者根据 VP1 基因序列将 CVA16 分为 A 和 B 这 2 个基因型，B 组又进一步分为 B1a ～ B1c 和 B2a ～ B2c 等不同的亚型。我国主要以 B 基因型为主。

早期发现的 HFMD 其病原体以 CVA16 为主。1957 年，加拿大多伦多首次出现 CVA16 引起的 HFMD 暴发。1991 年，澳大利亚出现以 CVA16 感染为主的 HFMD 流行。1994 年，英国发生由 CVA16 引起的 HFMD 暴发，患者大多为 1 ～ 4 岁婴幼儿，大部分病人症状较轻。1999 年后，中国台湾、新加坡、越南和印度等地都出现了 CVA16 相关 HFMD 的暴发流行。1983 年，我国天津发生 CVA16 引起的 HFMD 暴发，5—10 月间发生了 7000 余病例。2007 年，我国北京和 2009 年我国广州出现了以 CVA16 为主的 HFMD 疫情。

（2）柯萨奇病毒 A6 型。

CVA6 结构和基因组特征与其他柯萨奇病毒相似。CVA6 的基因分型主要基于 VP1，被划分为 A、B、C、D 等 4 个基因型，B、C、D 又可以进一步划分为 B1 至 B2，C1 至 C2 和 D1 至 D3 基因亚型。世界流行的绝大部分 CVA6 属于 D 基因型，尤其是 D3 基因亚型，提示 D3 基因亚型毒株可能是引起 CVA6

在世界范围内流行的主要病毒。2008 年起，欧洲陆续流行的 CVA6 可见于 D1 和 D3 基因亚型，亚洲流行的可见于 D1 ～ D3 基因亚型，而中国大陆流行株只见于 D2 和 D3 基因亚型。

CVA6 一般在夏秋季呈流行或散在发生，传播途径是经消化道、呼吸道，也可通过血行经胎盘传播给胎儿。人感染后则引起 HFMD、疱疹性咽峡炎（herpangina，HA）或者非麻痹性类脊髓灰质炎改变，有时会引起脱甲症。在欧洲，芬兰于 2008 年率先报道了 CVA6 与 CVA10 引起全国范围内 HFMD 的流行，在肠道病毒阳性病例中，CVA6 的感染占据了 70.9%，CVA10 的感染占据了 28.2%，另外有 2 例脑炎与 CVA6 的感染相关。2010 年，在法国，CVA6 与 CVA10 共同引起了 HFMD 和 HA 的暴发，病例的年龄为 5 周～14 岁，HA 病例占了 63.8%。2011 年的西班牙和 2014 年的英国都陆续报道了 CVA6 的暴发事件。在 HFMD 高发的亚洲地区，2009 年的新加坡、2010 年的中国台湾、2011 年的日本及 2012 年的泰国，CVA6 已是 HA 和 HFMD 的主要病原体之一。中国华南地区的分子流行病学调查显示，2008—2012 年的新发病原体 CVA6 表现出了逐渐上升的流行趋势，并且在 2013 年，CVA6 首次超过 EV71 成为 HFMD 的最主要病原体。2013 年以来，中国大陆其他地区的研究数据证实 CVA6 在中国已成为 HFMD 的主要病原体之一。

（3）柯萨奇病毒 A10 型。

CVA10 隶属于人类肠道病毒 A 组，为无包膜二十面立体对称球形颗粒，直径为 23 ～ 30 nm，内含 1 条约 7500 个核苷酸的单股正链 RNA，其包括 1 个 ORF，编码 1 个多聚前体蛋白，可进一步水解为 P1 ～ P3 等 3 个前体蛋白。P1 前体蛋白编码 VP1 ～ VP4 等 4 个病毒外壳蛋白，P2 和 P3 前体蛋白编码 2A（特异蛋白水解酶）、2B、2C、3A、VPg（5′末端结合蛋白）、3C（特异蛋白水解酶）、3D（RNA 依赖的 RNA 聚合酶）

共 7 个非结构蛋白。

1965 年，在加拿大的肝炎暴发流行中初次分离到 CVA10。之后，在欧洲、亚洲出现多次 CVA10 的暴发流行。以往的研究认为，CVA10 在 HFMD 中发挥的作用较小，亦多导致轻症感染，包括 HFMD、疱疹性咽峡炎和脱甲症等。但近年来的研究表明，CVA10 感染与发生循环系统和神经系统综合征（如脑膜脑炎、肺出血、循环系统衰竭等）乃至死亡也存在较高相关性。另有研究显示，CVA10 感染与婴儿致死性败血症以及视神经脊髓炎之间存在关联。同时，法国与西班牙研究者通过统计学分析发现，感染 CVA10 多表现为疱疹性咽峡炎和脱甲症，而 EV71 和 CVA16 的感染更多表现为 HFMD。

首次 CVA10 暴发流行的报道见于欧洲。2008 年西班牙巴伦西亚发生 1 次 HFMD 的流行，疾病后期多表现为脱甲症，此类患者标本中分离到的最常见病原体为 CVA10，分离率占 49%。2008 年秋季，芬兰发生世界范围内首次由 CVA6 和 CVA10 导致的 HFMD 大规模流行，此次暴发多以成年人发病为特征，发病后期也表现为脱甲症，有 28% 的患者标本分离到 CVA10，分离率仅次于 CVA6（71%）。2010 年 4—12 月，法国也发生了类似流行，CVA10 的分离率远高于 EV71 和 CVA16，达 39.9%。在亚洲，近年来，中国有关 CVA10 的流行报道较多。2009—2013 年，济南 HFMD 病例中 CVA10 分离率平均为 18.25%，在 2010 年和 2012 年所占比例较高，且以 2 周岁左右儿童为主，男童患病人数与女童患病人数的比值为 1.52：1。石家庄地区的统计研究发现，2009—2012 年，CVA10 在 HFMD 中的分离率为 4.7%，位居第三；其中 2010 年，CVA10 的分离率高于 CVA16，位居第二位，且 CVA10 的流行开始由城市向郊区和农村播散，以男童居多。2008—2012 年，在深圳地区连续 5 年的流行病统计中，CVA10 的构成比均位居前五位，仅少于 EV71、CVA16 和 CVA6。虽与 EV71 相比，CVA10 所致感染症状大多较轻，但 CVA10 的平均感染年龄均小于 EV71 感染年龄。总之，从 2008 年起，中国各地相继出现 CVA10 的流行，且其构成比呈逐年增加的态势，主要发生季节为夏季，但在中国南方地区亦出现冬季流行的情况，且以男童居多，应引起足够重视。此外，Yamashita 等报道，近年来日本仅在部分地区有过 CVA10 的流行。在 2005 年爱知县送检的 64 份疱疹性咽峡炎病人标本中，有 19 份结果为 CVA10 阳性。2007 年，在神奈川县6 份咽拭子标本中，分离到 14 株 CVA10，也以疱疹性咽峡炎为主要症状，其次为 HFMD。有学者将 VP1 基因差异性大于 15% 视为区分不同基因型的依据，将 CVA10 分为 A、B、C、D、E、F 和 G 群。

（二）流行环节

1. 传染源

患儿和隐性感染者为主要传染源，HFMD 隐性感染率高。肠道病毒适合在湿、热的环境下生存，可通过感染者的粪便、呼吸道分泌物（如打喷嚏的飞沫等）、唾液和疱疹液等广泛传播。

2. 传播途径

该病传播方式多样，以粪—口传播途径为主。主要是由于人接触了被患者或隐性感染者的粪便、咽部分泌物、疱疹液污染的毛巾、手绢、牙杯、玩具、食具、奶具以及床上用品、内衣等，经口感染发病。也可通过呼吸道（飞沫，咳嗽或打喷嚏）传染，亦可经由接触病人皮肤水泡的液体而受到感染。食用被患者粪便污染环境水、蔬菜和海产品等也可引起感染。

3. 人群易感性

婴幼儿和儿童普遍易感，以 5 岁以下儿童为主。CVA6 在成人中的发病率也相对较高。

二、主要检测方法

（一）样本采集

1. 粪便标本

采集病人发病7日内的粪便标本。用无菌棉签挑5～8 g粪便并置于干净、干燥、有盖的5 mL螺口塑料管内，4～8 ℃条件下冷藏（12 h内）送检。

2. 咽拭子

在发病3天内采集。用无菌棉签适度用力拭抹咽后壁和两侧扁桃体部位，应避免触及舌部；迅速将棉签放入盛有2 mL Hank's液的5 mL螺口塑料管中，在靠近顶端处折断棉签杆，旋紧管盖并密封，以防干燥，外表贴上带有唯一识别号码的标签。4～8 ℃条件下冷藏送检。

3. 肛拭子

用无菌棉签从患儿肛门轻轻插入3～5 cm，适度用力弧型左右擦拭数下，拔出后，迅速将棉签放入盛有Hank's液的5 mL螺口塑料管中，加塞，4～8 ℃条件下冷藏送检。肛拭子一定要采到沾有粪便才合格。

4. 疱疹液

用75%酒精将局部皮肤消毒后，用1 mL的无菌注射器抽取绿豆大小的疱疹，然后套上针套，4～8 ℃条件下冷藏送检。

5. 脑脊液

出现神经系统症状的病例要采集脑脊液标本。症状出现3天内采集，1～2 mL脑脊液直接装入无菌螺口塑料管中，4 ℃冷藏送检。

（二）核酸检测

采用荧光PCR方法检测病毒核酸。

1. 样本前处理

取绿豆大小的粪便标本，加 Hank's 平衡盐溶液（Hank's balanced salt solution，HBSS）500 μL 制成 10% 的粪便悬液，加 1 mL 氯仿，充分涡旋震荡，随后以 1500 r/min 离心 20 min，取上清液备用。咽拭和肛拭子则进行充分振荡后取上清液备用。

2. 肠道病毒核酸提取

使用商业化的病毒核酸提取试剂盒，按照试剂操作说明书提取样本的病毒核酸。此处以 QIAamp® viral RNA mini kit（QIAGEN）为例。（注意：以双蒸水作为阴性对照。）

（1）准备工作区域，用 10% 漂白剂擦拭离心机、移液器、实验台，然后用 75% 的乙醇溶液再擦拭 1 遍。用酒精抗性标记笔标记每个 1.5 mL 的无菌离心管，在每个离心管中加入 560 μL AVL 缓冲液（含 Carrier RNA）。

（2）将 140 μL 10% 便悬液加入至离心管中的 AVL 缓冲液中，漩涡震荡混匀 15 s。

（3）室温（15～25 ℃）下静置 10 min，瞬时离心。

（4）在离心管中再加入 560 μL 无水乙醇，漩涡震荡混匀 15 s，瞬时离心。

（5）小心加入 630 μL 步骤（4）混合液至 QIAamp 柱中（已套在收集管上），盖上盖子，以 8000 r/min 离心 1 min。

（6）弃去收集管中的液体，重复步骤（5）。

（7）弃去收集管中的液体，小心加 AW1 缓冲液 500 μL，以 8000 r/min 离心 1 min。

（8）弃去收集管中的液体，小心加入 AW2 缓冲液 500 μL，以 8000 r/min 离心 1 min。

（9）弃去收集管中的液体，以 13000 r/min 离心 1 min。

（10）将 QIAamp 柱放置于一个干净的 1.5 mL 无菌离心管管中，向 QIAamp 柱膜中央加入 40 μL AVE 缓冲液，室温下静置 2 ～5 min。

（11）以 8000 r/min 离心 1 min，即得到病毒 RNA 溶液，贮存于 -20 ℃或 -70 ℃备用。

3. 肠道病毒核酸检测

使用商业化的荧光定量 RT-PCR 试剂盒检测肠道病毒，按照试剂盒书说明配制反应体系并进行 PCR 反应。可采用单通道检测 EV71、CVA16、CVA6、CVA10 和其他肠道病毒，或采用双通道、三通道同时检测。

（1）试剂准备。准备 RT-PCR 反应缓冲液，将反应缓冲液和反应酶瞬时离心，置于冰上待用。将灭活病毒设置为阳性对照组，去离子水设置为阴性对照组。配制反应体系，样本数 + 阳性对照 + 阴性对照为总例数 *N*，10 份以下按 *N* +1 配制反应体系，10 份以上按 *N* + *N*/10 配制反应体系（*N*/10 结果保留整数位）。按需吸取反应缓冲液（以每份 19 μL 为例）和反应酶（以每份 1 μL 为例）后混合，瞬时离心，并等体积（每份 20 μL）分装至 PCR 反应管中。盖紧 PCR 反应管盖子后转移至样本准备区。

（2）加样。将提取好的病毒 RNA 样本、阳性对照和阴性对照各取 5 μL 分别加入 PCR 反应管中，瞬时离心后进行后续实验。

（3）荧光 RT-PCR 扩增。将 PCR 反应管放入荧光 PCR 仪，录入样本序号信息，设置仪器相关参数（表 2 -1），进行 PCR 扩增检测。

表 2 -1 核酸扩增相关参数

体系	25 μL 反应体系
信号采集	根据实际需要设置 FAM/HEX/JOE/VIC/ROX 单通道或多通道采集荧光信号

续表 2－1

体系	25 μL 反应体系		
	阶段	条件	循环数
PCR反应条件	反转录	50 ℃：30 min	1
	预变形	95 ℃：5 min	1
	PCR	95 ℃：10 s	1
		55 ℃：40 s （此阶段结束时采集荧光信号）	40

注：ABI 系列仪器不选 ROX 校正，淬灭基团选 NONE。

（4）结果判读。阈值设定原则以基线超过阴性对照扩增曲线的最高点，或可根据仪器噪音情况进行调整，或根据试剂盒阈值设定要求调整。通常的判读参考值如下：

阳性：*Ct* 值不大于 35，有明显指数增长的样本为阳性。

阴性：*Ct* 值大于 38 或没有数值，线性为直线或轻微倾斜的样本为阴性。

可疑：当 *Ct* 值大于 35 但不大于 38 时，重复 1 次。如果 *Ct* 值仍不大于 38，且曲线有明显的指数增长期，可报告样本阳性，否则报告样本阴性。

（三）肠道病毒分型

根据肠道病毒 VP1 基因序列的不同，对肠道病毒进行分型。表 2－2 中列举了扩增 EV71、CVA16、CVA6 和 CVA10 的 VP1 基因全长的引物序列作为参考。

表 2－2　肠道病毒 VP1 全基因扩增引物

引物	核苷酸序列
EV71－VP1－F	5′－GCAGCCCAAAAGAACTTCAC－3′
EV71－VP1－R	5′－AAGTCGCGAGAGCTGTCTTC－3′
CVA16－VP1－F	5′－ATTGGTGCTCCCACTACAGC－3′

续表 2-2

引物	核苷酸序列
CVA16-VP1-R	5′-GCAAGGTGCCGATTCACTACCCT-3′
CVA6-VP1-F	5′-TGTGCAAGGACACYGAYGAG-3′
CVA6-VP1-R	5′-AGATGYCGGTTTACCACTCT-3′
CVA10-VP1-F	5′-ACTGATGAGGTGACGCAACA-3′
CVA10-VP1-R	5′-CCAGGTGCCrATTGACCACT-3′

（四）病毒分离培养

1. 标本处理

（1）粪便标本。在生物安全柜中，取约 2 g 的粪便标本，10 mL 含有抗生素的完全 PBS、1 mL 三氯甲烷加入 50 mL 耐三氯甲烷的离心管中。使用机械振器剧烈混匀 20 min，制成粪便悬液。然后 3000 r/min 离心 20 min。在生物安全柜中吸上清液至一新冻存管中，以备接种。

（2）咽拭子标本。咽拭子要在标本运输（保存）液中充分振荡 10～15 s，以洗下拭子上黏附的病毒及含有病毒的细胞等，然后在 4 ℃条件下，10000 r/min 离心 20 min。用上清液接种到细胞上，如果发现有细菌污染，应用滤器过滤除菌。

（3）脑脊液标本。脑脊液标本直接用于病毒分离。

（4）疱疹液标本。疱疹液标本直接用于病毒分离。

2. 所需材料

将 RD、Vero 或 Hep-2 细胞置于 8 mL 斜面细胞培养管，加入细胞生长液、细胞维持液。细胞生长液及维持液的配制见表 2-3。

表 2-3　细胞生长液及维持液的配制

项目	生长液/mL	维持液/mL
DMEM	89.0	97.0
胎牛血清	10.0	2.0

续表 2-3

项目	生长液/mL	维持液/mL
双抗（青霉素及链霉素）	1.0	1.0
万古霉素 2500 ×	—	0.04
阿米卡星 2500 ×	—	0.04

3. 操作步骤

（1）显微镜下观察单层细胞，以确保细胞是健康的。传代后 48～72 h 内接种。

（2）倒掉生长液，换上 1.0～1.2 mL 的维持液。

（3）每份标本至少需要同时接种 2 种细胞，2 支 RD 细胞和 2 支 Hep-2 细胞，必要时增加 Vero 细胞。正确标记每支细胞培养管（包括标本的编号、日期、传代数）。

（4）每种细胞至少标记 1 管作为阴性对照。

（5）每支试管接种 0.2 mL 的标本悬液，于 36 ℃二氧化碳培养箱中培养。

（6）使用倒置显微镜每天观察细胞培养管，以观察有特征性的肠道病毒致细胞病变效应（cytopathic effect，CPE）的出现（如细胞变圆，折光增强并脱离管壁等）。

（7）记录接种管和对照管细胞所发生的变化至少 1 周，每天观察细胞有无毒性反应、老化或污染，记录 CPE 动态变化（1 +，< 25%；2 +，25%～50%；3 +，50%～75%；4 +，75%～100%）。

（8）有特征性的肠道病毒 CPE 出现要如实记录，并观察直到 75% 的细胞出现 CPE，此时将分离物储藏在 -30 ℃冰箱以备二次传代。

（9）第 1 代培养见可疑细胞病变时继续传代，待细胞病变稳定出现后 -80 ℃冻存。

（10）第 1 代培养见可疑细胞病变时继续传 1～2 代，待细胞病变稳定出现后，－30 ℃低温冰箱保存。

（11）1 代阳性分离物再传 2 代，如果又有明显的 CPE 出现，将病毒保存在－70 ℃冰箱（为 2 代病毒）。因为 2 代病毒滴度高于 1 代病毒，所以选用 2 代病毒进行鉴定。

（12）如果 7 天之后没有 CPE 出现，那么盲传 1 代继续观察 7 天。（注意：同一病例标本的细胞培养物不能混在一起再传代，例如，不同细胞的培养物应单独传代。）

（13）盲传 2 代后，仍然没有出现 CPE 的，则判定为阴性。

（五）检测注意事项

（1）样本的处理及核酸提取、配制 PCR 反应液、PCR 循环扩增等步骤必须分区或分室进行，各工作区要有严格的隔离，操作器材专用。

（2）加样或吸取模板核酸时要十分小心，打开离心管前应先离心，将管壁及管盖上的液体甩至管底部。开管动作要轻，以防管内液体溅出。吸样要慢，吸样时尽量一次性完成，忌多次，以免交叉污染或产生气溶胶污染。

（3）在每次 PCR 实验中，必须同时做阴性对照、阳性对照和 PCR 提取对照，只有这 3 个对照结果都是正常的才说明实验结果可靠。

（4）病毒分离培养过程中，如果接种后 24 h 内出现 CPE，很可能是标本中的非特异性成分导致的毒性反应。取 100 μL 阳性分离物传 2 代，继续观察；或者在接种标本吸附 1 h 后用维持液清洗细胞层，可能会降低毒性反应。

参考文献

[1] WS 588—2018，HFMD 诊断标准（2018 版）[S].

[2] 国家脊髓灰质炎和国家麻疹实验室. 手足口病实验室手册（2010 年第 4 版）[EB/OL].（2010－08－01）. http：//

cdcp. gd. gov. cn/func/content/post-1105740html.

[3] WHO. A guide to clinical management and public health response for hand, foot and mouth disease (HFMD) [S/OL]. [2011 - 08 - 02]. https://iris. wpro. who. int/bitstream/handle/10665. 1/5521/9789290615255_ eng. pdf.

[4] LI X W, NI X, QIAN S Y, et al. Chinese guidelines for the diagnosis and treatment of hand, foot and mouth disease (2018 edition) [J]. World J Pediatr, 2018, 46 (10): 760 - 789.

第二节 肠道病毒70型与柯萨奇病毒A组24型变种

一、流行概况与特征

(一) 流行病学

肠道病毒70型（enterovirus type 70，EV70）和柯萨奇病毒A组24型变种（Coxsackievirus A24 viriant，CVA24v）是急性出血性结膜炎的病原体。急性出血性结膜炎潜伏期短，起病急剧，自觉症状明显，双眼先后或同时患病；有剧烈的异物感、眼红、眼刺痛、畏光、流泪等刺激症状；早期分泌物为水性，重者带淡红色，继而为黏液性。本病易在人口稠密、卫生条件差的地区流行。患者眼部分泌物及泪液均含有病毒，为本病的主要传染源，通过眼—手、物、水—眼的途径接触传染，发病后2周内传染性最强，人群普遍易感，疫后7～8年内人群有一定免疫力，之后可再次感染。1969年，本病首次暴发流行于非洲加纳，之后相继发生多次大流行，波及非洲、亚洲、欧洲、美洲等地的数百万人，病原体分别为EV70和CVA24v。2002年，又在韩国暴发流行，已证实病原体为CVA24v。我国于1971年首次暴发流行，并于1975年、1979年、

1981 年、1984 年发生多次小规模流行，病原体主要为 EV70；1986 年、1988 年、1994 年和 2007 年的流行主要为 CVA24v 感染。

（二）病毒学

EV70 和 CVA24v 都属微小 RNA 病毒科肠道病毒属（详见 http：//www. picornaviridae. com/enterovirus/enterovirus. htm），具有肠道病毒的理化及生物学特性。病毒呈球形，直径为 22～30 nm。基因组为单股、正链 RNA，从 5′末端至 3′末端依次排列着 5′UTR，编码区 P1、P2、P3，3′UTR 及多聚腺苷酸尾。多聚蛋白 P1 最终水解为四种结构蛋白，即 VP4（1A）、VP2（1B）、VP3（1C）及 VPl（1D）；多聚蛋白 P2 呈现 2A（特异性蛋白酶）、2B、2C 三部分，P3 分为 3A、VPg（5′末端结合蛋白）、3C（特异性蛋白酶）、3D（RNA 多聚酶组分），这些蛋白均属于非结构蛋白，病毒基因组及编码蛋白结构示意如图 2－1 所示。蛋白外壳呈对称排列的二十面体，无包膜。病毒在敏感细胞胞浆内繁殖。EV70 的分离培养需用人胚肾细胞、人胚结膜组织或 HeLa 细胞，较难分离。不同流行期病毒基因常有变异，可引起世界范围大流行。CVA24v 可用 HeLa 细胞等多种传代细胞培养，易分离。

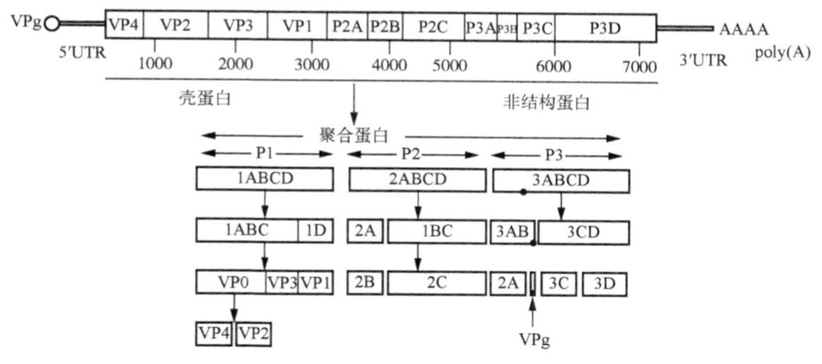

图 2－1　肠道病毒基因组结构及其编码蛋白结构示意

二、分离、鉴定与检测

1. 样本采集、运送与保存

患者眼结膜囊泪液、分泌物是分离 CVA24v、EV70 的主要标本。标本采集应在起病 1 ～3 天内。用灭菌棉拭子涂擦翻转的上、下睑结膜并拭取泪液，立即投入装有灭菌生理盐水或 Eagle 液或 0.5% 水解乳蛋白 Hank's 液 2 mL 的小试管中，贴好标签，置冰壶内携至实验室或低温（ -70 ～ -20 ℃）冻存。

2. 病毒分离

取出标本，无菌条件下揉洗棉拭子，压挤出标本液，加 10% 青霉素、链霉素（原浓度青霉素、链霉素各 10000 U/mL），置 4 ℃下作用 4 h 后用作病毒分离。细胞培养用生长单层的 HeLa 细胞或人胚肺二倍体细胞或其他敏感细胞，生长液为 10% 牛血清 Eagle 液，含青霉素 100 U/mL，链霉素 100 U/mL，pH 为 7.2 ～7.4。倾去细胞管内生长液。每细胞管接种标本液 0.2 mL 吸附 10 min。每份标本液接种 4 个细胞管。每管加 0.8 mL 维持液（含 2% 牛血清的 Eagle 液，pH 为 7.2 ～7.4）。剩余标本液置 -20 ℃或 -70 ℃冻存。细胞对照管 4 管，每管加维持液 1.0 mL。37 ℃温箱静置培养。每日光学显微镜下观察细胞病变。3 ～4 天更换维持液 1 次，连续观察 7 天。细胞管出现细胞病变，表现为细胞圆缩、分散、胞浆内颗粒增加，最后细胞自管壁脱落，为分离阳性结果。当细胞病变达“+++”至“++++”时，将细胞收留冻存于 -20 ℃或 -70 ℃，备 TCID50 滴定及病毒鉴定。第 1 代培养见可疑细胞病变时继续传代，待细胞病变稳定出现后于 -20 ℃或 -70 ℃冻存。第 1 代培养 7 天，在此期间不出现细胞病变时连续盲传 2 代，如仍无细胞病变则分离结果为阴性。

3. 病毒 TCID50 滴定

阳性细胞管冻融 3 次。以 2000 r/min 速度离心 10 min，吸取上清液，加 Eagle 液 10 倍系列稀释为 10^{-8}～10^{-1} 病毒液，各加入细胞板内，每孔 25 μL。每孔加细胞悬液 25 μL，同时设细胞对照（25 μL 稀释液 +25 μL 细胞悬液），37 ℃ 培养 7 天，观察细胞病变。按 Reed-Muench 法计算出分离病毒株的 TCID50。

4. 病毒鉴定（微量中和实验）

将 CVA24v 或 EV70 的标准血清稀释至 20 U（例如，当血清效价为 1∶160 时，进行 1∶8 稀释）。在 96 孔细胞培养板中每孔加入 20 个单位的标准抗血清 25 μL 和 100 个 TCID50 病毒 25 μL，37 ℃ 下作用 1 h，最后加入 HeLa 或其他敏感细胞悬液 25 μL。同时设对照。病毒滴度核实对照：第一孔加 100 个 TCID50 病毒 25 μL，从第二孔开始进行倍比稀释病毒，最后每孔加稀释液 25 μL 及细胞悬液 25 μL。阳性对照：加 100 个 TCID50 病毒 25 μL、稀释液 25 μL 和细胞悬液 25 μL。阴性对照：加稀释液 50 μL 和细胞悬液 25 μL。阴性血清对照：每孔加 100 个 TCID50 病毒 25 μL、不含特异性抗体的血清 25 μL 和细胞悬液 25 μL；将细胞板轻轻摇匀，37 ℃、5% CO_2 温箱培养 7 天。观察细胞病变，以完全病变为判断标准，不发生细胞病变的证明其病毒能被标准血清所中和，以此鉴定病毒。

5. 间接免疫荧光试验法

（1）眼结膜细胞涂片。

用棉拭子取结膜细胞，涂于清洁的玻片上，室温干燥，冷丙酮于 4 ℃ 固定 10 min。每个患者标本做 2 个涂片，分别用抗 CVA24v 及抗 EV70 单克隆抗体做间接免疫荧光试验，检查结膜细胞中的病毒抗原。

（2）细胞培养物涂片。

眼拭子标本接种于细胞培养管中，当出现可疑细胞病变时，取其中 1 管用毛细吸管吹打下细胞，经 PBS 洗涤做细胞涂片，室温干燥，冷丙酮固定。分别用抗 CVA24V 及抗 EV70

单克隆抗体作间接免疫荧光试验检查病毒抗原，既可以确定分离是否为阳性，又可以及时鉴定出病毒型别。

（3）间接免疫荧光试验法。

上述结膜细胞涂片或病毒分离涂片，分别加适当稀释的抗CVA24v及抗EV70单克隆抗体，将玻片置于37 ℃湿盒内30 min。取玻片用pH为7.2～7.4的PBS洗涤3次，每次3～5 min。加适当稀释的抗鼠IgG荧光素结合物，置于37 ℃湿盒内30 min。取出玻片，同上法用PBS洗涤3次，加50%中性甘油PBS封片镜检，在荧光显微镜下细胞质内见黄绿色荧光为阳性。在实验中设阴性或阳性对照。

6. 血清学检查

发病1～3天内采取患者急性期血清，发病后2～4周采取恢复期血清，分别于-20 ℃冻存备检。双份血清1：5稀释，56 ℃，30 min灭活。在96孔细胞培养板上将上述血清从1：5开始倍比稀释至1：1280，每孔量为25 μL。每孔加100个TCID50病毒25 μL，37 ℃下作用1 h，加细胞悬液25 μL，置37 ℃、5% CO_2温箱培养7天。以完全病变为判断标准，与哪个型病毒中和即判断为该型病毒感染。光学显微镜下观察细胞病变，以不产生细胞病变的血清最高稀释度的倒数为终点效价。

7. 核酸检测

（1）病毒核酸提取。

使用商业化的试剂盒提取病毒核酸，提取步骤参照说明书。

（2）EV70和CVA24v双重荧光RT-PCR检测。

以江苏硕世生物科技有限公司的肠道病毒70型和柯萨奇病毒A24型变种核酸检测试剂盒为例，荧光定量RT-PCR反应体系见表2-4。

表 2-4　肠道病毒 70 型和柯萨奇病毒 A24 型荧光 PCR 检测反应体系

项目	加样量/μL
RT-PCR 反应液	7.5
酶混合液	5
EV70 型/CVA24v 型双重反应液	4
RNA 模板	5
去 RNA 酶水	3.5
合计	25

反应条件：50 ℃ 30 min，95 ℃ 5 min；95 ℃ 10 s，50 ℃ 40 s，45 个循环。由仪器自动设置在每个循环 50 ℃退火/延伸步骤读取荧光信号，每个样本孔设置 2 个荧光检测通道。

结果判断：在阴、阳性对照均成立情况下，EV70 和 CVA24v 在各自对应的荧光检测通道上，若标本在 35 个循环前有明显指数增长期，则该标本可判断为该荧光通道对应的病原体阳性；如果扩增曲线在 35 ～ 38 个循环之间，需重复实验，结果相同情况下，扩增曲线有明显指数增长期，可判断为该荧光通道对应的病原体阳性；若扩增曲线出现在 38 个循环后或未出现扩增曲线，则该标本判断为该荧光通道对应的病原体阴性。

8. 分子分型

为了了解病毒的流行、传播以及进化遗传等特征，我们需要对它们进行基因分型。CVA24v 和 EV70 的基因分型主要基于 VP1 基因，文献中用于其全基因序列扩增的引物比较多，表 2-5 列出了几对常用引物，仅供参考。

表 2-5　CVA24v 和 EV70 VP1 全基因扩增用引物

引物	核苷酸序列	参考文献
CVA24v-VP1F	5′-CTTTGTGAGTGCTTGCCCGG-3′	[2]
CVA24v-VP1R	5′-CGGCATTGCTGTGGTCTTCA-3′	[2]

续表 2－5

引物	核苷酸序列	参考文献
CVA24v－S	5′－GTGAGTGCTTGCCCAGATTT－3′	[3]
CVA24v－A	5′－CTCCACTAGTGAGCGGTGTG－3′	[3]
EV70－S	5′－AGGGATTCACCAGACATTGG－3′	[3]
EV70－A	5′－ATTTTCCACCAGGCACTCTG－3′	[3]

参考文献

[1] WS 217—2008．急性出血性结膜炎诊断标准 [S].

[2] TAVARES F N，CAMPOS R M，BURLANDY F M，et al. Molecular characterization and phylogenetic study of coxsackievirus A24v causing outbreaks of acute hemorrhagic conjunctivitis（AHC）in Brazil [J]. Plos One，2011，6（8）：e23206.

[3] WU B，QI X，XU K，et al. Genetic characteristics of the coxsackievirus A24 variant causing outbreaks of acute hemorrhagic conjunctivitis in Jiangsu，China，2010 [J]. Plos One，2014，9（1）：e86883.

第三节　诺如病毒

一、流行概况与特征

（一）概况

诺如病毒（Norovirus，NV）是杯状病毒科的 4 个属之一。1972 年，Kapikian 等人首次用免疫电镜发现具有小圆结构形态特征的病毒样颗粒，命名为诺瓦克病毒，此病毒由 1968 年美国俄亥俄州诺瓦克市一所小学胃肠炎暴发的病人粪便中分离。这是第一个被人类发现的引起人类急性胃肠炎的病毒病原。之后世界各地陆续自胃肠炎患者粪便中分离出多种形态与之相似但抗原性略异的病毒样颗粒，均以发现地点命名，后被称为诺瓦克样病毒（Norwalk-like virus，NLV），直至2002年8月第八届国际病毒命名委员会批准名称为诺如病毒。

诺如病毒颗粒是直径为26～35 nm的球形，无包膜，表面粗糙，呈二十面体对称。其外壳是由180个同一种外壳蛋白组成的90个二聚体构成的。电镜下缺乏显著的形态学特征，无杯状病毒所具有的明显的嵌杯凹陷或表面孔洞，负染色电镜照片显示诺如病毒是具有典型的羽状外缘、表面有凹痕的小圆状结构病毒。

诺如病毒基因组为单股正链RNA，基因组全长为7.5～7.7 kb，包括3个ORF。ORF1编码多聚蛋白，在病毒复制过程中被水解为6种非结构蛋白。ORF2编码衣壳蛋白，包括N区、S区和P区。衣壳蛋白不仅提供病毒的衣壳结构，也包含细胞受体结合位点和病毒血清型决定簇。ORF3编码小结构蛋白，参与病毒的复制。

根据RNA聚合酶编码区核苷酸或外壳蛋白区的氨基酸序列的差异，可将诺如病毒分为不同的基因组，每一基因组又可进一步区分为很多基因型。已知的诺如病毒基因组有5个，其中的GⅠ、GⅡ、GⅣ可感染人，GⅢ和GⅤ分别感染猪和奶牛。诺如病毒包括20多个基因型，其中的GⅠ型包括9个亚型，GⅡ包括17个亚型，每个亚型又包括多种变异株。

诺如病毒是世界范围内引起流行性胃肠炎（即非菌性胃肠炎）的重要病原，与食物、水源等的污染造成的急性胃肠炎暴发密切相关，具有发病急、传播速度快、涉及范围广等特点，极易在医院、餐馆、学校、托儿所、养老院、军队、邮轮等场所引起大范围的暴发流行，造成严重的突发公共卫生事件，给人民生活、工作和社会生产造成严重危害。据统计，

1996—2000 年，在美国疾病预防控制中心报告的 348 起诺如病毒疫情中，136 起发生在饭店，101 起在疗养院或医院，42 起在学校和托幼机构，69 起在度假场所和游船上。欧洲食物源性病毒检测网络的监测显示，在 2002 年欧洲诺如病毒的暴发流行中，医院和健康护理院是主要的流行场所。

感染诺如病毒后潜伏期多在 24 ～48 h，少数在 18 ～72 h，其引起的急性胃肠炎临床症状主要包括恶心、呕吐、腹泻、腹痛、发热、厌食等，此外也可见肌痛、头痛、咳嗽和寒战等，血便未见报道。儿童呕吐多于腹泻，而成年人腹泻较为多见。可引起幼儿患者轻度脱水，严重脱水罕见，可导致年老体弱的患者死亡。因为诺如病毒胃肠炎多在寒冷季节发生暴发，所以临床上常称为“冬季呕吐病”。但实际上诺如病毒感染全年均有流行，其发病高峰并不十分明显，在其他季节也可出现诺如病毒胃肠炎小规模暴发。

（二）流行病学特征

诺如病毒腹泻广泛分布于世界各地，随着近年来以 PCR 为代表的分子生物学检测技术的发展及应用，世界各地诺如病毒暴发和散发的报道呈不断增加的趋势。诺如病毒在世界范围的广泛流行主要由 4 个因素引起。

（1）诺如病毒对多种理化因素有较高的稳定性。诺如病毒在 pH =2. 7 环境下室温可存活 3 h，20% 乙醚 4 ℃处理存活 18 h，于 60 ℃孵育 30 min 仍有感染性，能耐受普通饮水中 3. 75 ～6. 25 mg/L 的氯离子浓度。但在处理污水的 10 mg/L 的氯离子浓度中可被灭活，暴露在臭氧环境中也能被迅速灭活。

（2）诺如病毒致病力极强，小剂量（低于 100 个）病毒颗粒即可导致发病。

（3）诺如病毒不同病毒株间重组频繁，甚至不同基因型乃至不同基因组毒株间也会发生重组，因此，可以导致患者重复感染。同时不同型病毒之间缺乏交叉保护，因此，也不容易研制疫苗预防诺如病毒的感染。

（4）生蚝等贝类水产品虽然不是诺如病毒的宿主，却能作为寄主起到富集海水中病毒的作用。不少地区为追求新鲜口味，存在生吃或不完全煮熟就食用海产品的习惯，也是造成诺如病毒感染暴发的重要原因。

如前所述，最早报道的诺如病毒胃肠炎暴发发生于 1968 年秋天美国俄亥俄州诺瓦克市的一间小学。由于一直以来诺如病毒都不能在细胞或组织中培养，也没有合适的动物模型，所以之后的近 20 年，诺如病毒的检测方法主要依靠电镜观察，但电镜观察所需的技术条件较高，费时费力，价格昂贵，不易在基层推广应用。1973—1987 年，在美国疾病预防控制中心（Centar for Disease Control and Prevention，CDC）报告的 7500 多起食源性疾病暴发中，只有 1.8% 检测出是由病毒引起的，可见人们一度低估了诺如病毒的危害。随着 20 世纪 90 年代 PCR 等分子生物学检测方法的发展，诺如病毒感染的快速检测技术取得了突破，诺如病毒所致疾病的危害性和严重性越来越被人们重视。

进入 21 世纪以来，诺如病毒已经日益成为公认的急性非菌性胃肠炎的主要病原体。据美国 CDC 估计，在美国暴发的非细菌性腹泻中，60%～90% 是由诺如病毒感染所致。荷兰、日本、英国、澳大利亚等国家也有类似结果。2006 年和 2007 年，日本和英国分别出现了 300 多万人感染的诺如病毒大规模流行。近年来国内外媒体也报道多起诺如病毒暴发，例如，2014 年 1 月，美国一邮轮暴发诺如病毒疫情，涉及病例 700 人；2015 年 6 月，日本神奈川县民间烧烤活动的参与人员感染诺如病毒，涉及病例 55 人；2016 年 2 月，美国密歇根大学安阿伯分校诺如病毒疫情造成 100 多名学生患病；2016 年 10 月，新加坡丹福小学发生诺如病毒感染，涉及病例约 300 人；2015 年 6 月，山东商业职业技术学院因 654 人感染诺如病毒而封校；2015 年 10 月，上海武宁路小学 56 名师生感染诺如病毒，一、二年级学生停课；2016 年 3 月，广州华师附中番禺学校发生学生集体感染诺如病毒事件，涉及 10 余例病例；2017 年 3 月，上海、南京、武汉等地学校发生诺如病毒感染，分别涉及数十例病例。

诺如病毒在不同地区和不同时期可有多种毒株流行，也可出现同一优势株流行。20 世纪 90 年代中后期以来，GⅡ.4 基因型成为世界范围内流行的最主要优势株。研究指出，诺如病毒衣壳蛋白分为外壳区（S 区）和突出区（P 区），P 区进一步可分为 P1（拱干）和 P2（拱顶），P2 是最可变区，包含碳水化合物结合序列和血型组织抗原结合序列。衣壳蛋白上突出的 P2 结构域与人类组织血型抗原（HBGAs）的糖基相结合，被认为是诺如病毒进入胃肠道上皮细胞的途径。在过去 20 多年里，随着 P2 结构域突变的累积，不同亚型的 GⅡ.4 诺如病毒与人类组织血型抗原的结合形式已经进化，随着进化产生的新变异株将替代原有毒株引起新的全球流行。因此进入 21 世纪以来，每隔 2～3 年即出现可引起全球流行的 GⅡ.4 的新变异株。

（三）流行环节

1. 传染源

诺如病毒胃肠炎的患者、隐性感染者及病毒携带者的粪便和呕吐物是诺如病毒的主要传染源。诺如病毒感染后粪便排毒时间一般不超过 72 h，但病程较长和病情较重者排病毒期相应也会较长。

2. 传播途径

诺如病毒可经多种途径传播，粪—口传播是主要传播途径。食源性传播和水源性传播常导致暴发流行，国内外均有报道由于生食生蚝导致的诺如病毒胃肠炎暴发。人—人接触则常引起散发流行。含有诺如病毒的呕吐物和排泄物形成的气溶胶亦可经空气传播造成暴发流行。

3. 易感人群

人群普通易感，多见于7岁以下儿童和老年人，10岁儿童大约75%已有特异性抗体，感染后免疫力短暂。

4. 预防与控制

在诺如病毒流行地区，根据当地实际情况开展疫情监测工作，特别加强对集体单位急性胃肠炎病例异常增多情况的监测，以及时了解病毒性腹泻的流行高密度、病原特征，正确判断疫情形势。

卫生行政部门在疫情流行季节应加大食品卫生执法力度。疫情发生时采用适用于经粪—口途径传播疾病控制的卫生措施。及时隔离病人，做好排泄物和呕吐物的卫生处理；教育公众勤洗手的重要性，不食生的或未彻底煮熟的海水产品（尤其是贝壳类）和蛋类；做好饮用水和游泳池等娱乐水体的消毒监测。

二、主要检测方法

诺如病毒的细胞培养虽然已取得一定的进展，但仍有待于深入研究，目前尚未应用于诺如病毒的检测。早期诺如病毒检测主要采用电镜技术，后来随着技术的发展，建立了免疫学检测方法和分子生物学检测方法，分子生物学检测方法包括RT-PCR和实时荧光RT-PCR检测等方法。

诺如病毒属于危害程度第三类的病原微生物，对其病例样本的采集、处理和检测等实验活动，应当采取隔离防护措施，即需要穿防护服，戴口罩、手套等。因为诺如病毒的感染剂量特别低，因此样本的处理和包含全病毒的实验应在二级生物安全柜中进行。在进行运输时应按照B类包装（UN3373）要求，并办理申报手续。

（一）样本采集、运送与保存

1. 样本的采集

诺如病毒感染者首选的检测样本是粪便，其次是呕吐物或肛拭子。此外还应尽可能采集同一病人的急性期和恢复期（发病2周以上）血清样本，这对确定病因是很有意义的。

（1）粪便样本的采集。应采集发病3～5天的粪便样本（每份样本5 mL），放入无菌5 mL螺口管内。如果样本量少且送检时间过长，应将样本放入装有0.5～1.0 mL病毒保存液或PBS或盐水的无菌螺口管。但应注意这种标本不适合用于进行抗原检测。病毒保存液的成分为：MEM培养基，含青霉素2000 U/mL，链霉素200 μg/mL（也可用庆大霉素，终浓度为1 mg/mL），制菌霉素25 U/mL，用2% $NaHCO_3$ 调pH至7.4。

（2）肛拭子的采集。只有在不能取到足够量的粪便样本时才采集肛拭子样本。用生理盐水将无菌棉拭子沾湿，插入肛门3～5 cm，沿直肠黏膜转动，直到见到有粪便为止，放入盛有1～2 mL病毒保存液的灭菌螺口管。

样本采集时，采样人员应注意收集采集对象的基本资料，填写样本采集登记表，注明编号、姓名、性别、年龄、发病时间、采样时间、检验项目、检材种类和保存条件等，以备分析结果时使用。

（3）血清的采集。收集5 mL静脉血加入消毒的试管中，写明收集日期和病人的标识。全血应以1000 r/min离心10 min，用于分离血清；如果没有离心机，血样本应冷藏放置，直到血细胞块从血清中完全析出。在无菌条件下，移到灭菌的血液管中，第1份血清应在发病后立即采集，不得迟于发病后7天；第2份血清应在发病14天后采集。

由于隐性感染者的存在，在进行疫情调查时可采集疫区与腹泻患者年龄相同的若干例正常人群的相应样本做对照。

2. 样本的运输和保存

将样本放在有封口的塑料袋中，用聚酯盒子或保温瓶或专用密闭盒（金属或硬塑料材质）包好，外置冰袋，用吸水纸等填充物固定好，置于保温箱内，由专业人员专人运送。将样本送检单和调查表放在塑料袋中，再用胶带在聚酯盒中的上部固定。安排好运送日期后，通知接收实验室准备接样。

样本采集后最好在 2 h 内转运，小量样本应于采集后 15 ～ 30 min 内转运。样本可在 4 ℃短期保存，但不能超过 3 天。如果近期不进行检测，应直接在 －20 ℃以下，最好是 －70 ℃以下长期贮存，并避免反复冻融。

（二）样本的前处理

腹泻样本以粪便为佳，但粪便的成分复杂，对实验影响较大，因此不管是采种哪种方法进行检测，都需要首先对样本进行前处理。

方法一：加入 1 mL 样本稀释液至 1. 5 mL EP 管或 2 mL 螺口管中，对加入 0. 1 g 固体粪便样本或 0. 1 mL 液体粪便样本，置于漩涡振荡器充分混匀，以 8000 r/min 离心 5 min，立即检测或置 －20 ℃冰箱保存备用。

方法二：加入 10 mL 样本稀释液至装有玻璃珠的 50 mL 螺口管中，加入 1 g 固体粪便样本或 1 mL 液体粪便样本，置于漩涡振荡器充分混匀，以 3000 r/min 离心 30 min，立即检测或置 －20 ℃冰箱保存备用。样本稀释液可用 PBS 或 Hank’s 液。

（三）检测方法

1. 电镜检测

（1）直接电镜法。

直接电镜检测具有直接、可靠的优点，但必须要在有很多病毒数量（每克粪便的病毒颗粒多于 10^6 个）的基础上进行，因此相对来说灵敏度较低，而且技术条件要求高，故只能用于对患病早期病毒大量排出时采集的样品进行检测。

（2）免疫电镜法。

免疫电镜法比直接电镜法的敏感度提高10～100倍。在检查之前，宜先用病人的恢复期血清进行显微镜涂膜检查，捕捉同型抗原，以提高检出率。免疫电镜法的主要不足在于检测结果取决于显微镜操作者的技能和专门知识，而且如果有过量的抗体存在，病毒可被掩饰，导致假阴性结果。

2. 免疫学检测

免疫学方法特异性强，灵敏度高，但在分子生物学技术发展起来之前，因为诺如病毒不能在人体外培养，制作抗原试剂非常困难，所以未获得大规模的应用。随着分子生物学技术的发展，已可采用克隆技术制备重组的诺如病毒抗原，才使免疫学技术有了大的发展。

（1）放射免疫法（radio immunoassay，RIA）。

放射免疫法的灵敏度比电镜法高，可以检测出抗体升高的水平，为流行病学提供更有参考价值的资料。放射免疫法的不足之处是它需时6天，且需要放射性同位素作为标记。

（2）生物素－亲和素免疫法（biotin-avidin immunoassay）。

生物素－亲和素免疫法灵敏度与放射免疫法相当，是美国疾病预防控制中心检测诺如病毒抗原和抗体的标准实验方法之一。

（3）酶联免疫吸附试验（enzyme-linked immunosorbent assay，ELISA）。

诺如病毒的衣壳蛋白能在杆状病毒的体系中进行表达，从而解决了病毒抗原数量受到限制的问题，使ELISA成为应用最为广泛的免疫学方法。目前，该方法可以直接检测病人血中特异性IgG抗体。患者急性期（发病5天内）和恢复期（发病3～6周）双份血清抗体滴度呈不低于4倍的增长，可以确定诊断。但应注意的是诺如病毒变异大，分型复杂，现有的试剂盒不能检出所有型的病毒。此外，粪便标本成分复杂，检测时可能对检测结果有干扰，产生假阴性或假阳性。因此对结果的判断应结合病例的临床特征和流行病学特征。

3. 核酸检测

（1）逆转录—聚合酶链反应（reverse transcription-polymerase chain reaction，RT-PCR）。

RT-PCR 既可以用于常规检测，也可用于病毒分型，是目前最主要的诺如病毒的检测方法。其基本过程包括病毒核酸的提取、PCR 扩增和产物观察。

诺如病毒是 RNA 病毒，可采用多种试剂提取病毒总核酸和病毒 RNA，提取方法参照试剂盒说明书。提取所用样本应为处理好的 10% 粪便悬液。核酸提取完成后，可冷冻保存，保存最佳温度为 −70 ℃。如果很快可进行检测，也可置 4 ℃暂存，但放置时间不宜过长。

扩增诺如病毒的衣壳蛋白 N/S 区域的核酸序列可使用以下引物对，其具体序列如下：

NoV-GⅡ COG2F：3′－CARGARBCNATGTTYAGRTGGATGAG－5′

NoV-GⅡ G2－SKR：3′－CCRCCNGCATRHCCRTTRTACAT－5′

NoV-GⅠ GI－SKF：3′－CTGCCCGAATTYGTAAATGA－5′

NoV-GⅠ GI－SKR：3′－CCAACCCARCCATTRTACA－5′

逆转录体系可参考试剂盒说明书，提取的核酸样本可用两步法进行扩增，即先单独进行逆转录后再进行 PCR 扩增，也可用一步法进行扩增，即在同一反应管内进行逆转录后直接进行 PCR 扩增。一步法扩增的反应条件为：42 ℃反转录 30 min，95 ℃ 15 min，然后 95 ℃ 1 min，50 ℃ 1 min，72 ℃ 1 min；进行 40 个循环，72 ℃延伸 10 min。

检测结果的判定：取 5 μL 扩增产物和适当分子量大小的分子量标准在 1.5% 琼脂糖凝胶上同时电泳，诺如病毒 GⅡ型产物长度为 557 bp，诺如病毒 GⅠ型产物长度为 543 bp，PCR

扩增的条带分子量大小与预期片段大小相同，则可判为阳性。

（2）实时荧光定量 PCR（real-time PCR）。

实时荧光定量 PCR 技术是在 PCR 反应体系中加入荧光基团，利用荧光信号累积实时监测整个 PCR 进行，最后通过标准曲线对未知模板进行定量分析的方法，具有特异性强、灵敏度高、重复性好、定量准确、速度快、全封闭反应等优点，成为分子生物学研究中的重要工具。实时荧光定量 PCR 不需要 PCR 后处理，可有效避免交叉污染，同时，通过实时定量 PCR 分析软件，可实现整个 PCR 过程的自动化，操作步骤比传统的定量方法少，易于标准化及推广应用。

实时荧光定量 PCR 检测诺如病毒，可自行参照文献设计探针及引物，参考文献的反应条件或自行优化反应条件来进行检测，亦可直接购买商品化的诺如病毒荧光 PCR 检测试剂盒来进行检测。目前，市场上诺如病毒荧光 PCR 检测试剂盒的品牌很多。经过近 20 年的应用研究和实践推广，各厂家在试剂盒的特异性、灵敏度、稳定性、简便性等方面都有较大提升，实验室可根据情况选择合适的产品进行检测，检测流程参照试剂盒说明书。

三、检测注意事项

以 PCR 为代表的分子生物学检测技术具有特异性强、灵敏度高、操作简便、省时等特点，使其迅速取代电镜检测、病毒分离鉴定及免疫学检测等检测方法成为病毒检测的重要方法。但 PCR 技术本身亦存在一些问题，其影响因素很多，如样本或核酸纯化过程中出现的扩增反应抑制物、扩增仪孔间温度的差异及核酸提取中随机误差，可造成假阴性结果的出现。同时，扩增产物的污染和核酸提取中样本间的交叉污染，也很容易出现假阳性结果。因此，PCR 检测必须要有严格的实验室分区、实验室管理和质量控制措施。只有在充分了解 PCR

检测的不确定性的基础上，采取相应质控措施，才能确保实验结果的准确性，而不致出现重大判断失误。另外，PCR 扩增有极大的检测灵敏度，但同时也可能对检测中的错误也有极大的放大作用。因此，对于 PCR 检测结果的报告必须十分慎重，尤其是在该结果会产生重大后果的时候，必须在有相应严格质控措施（如内质控、阴性和阳性质控）的情况下重复测定，才可以报告结果，并做出实事求是的解释。

第四节　轮状病毒

一、流行概况与特征

（一）分布

轮状病毒（Rotavirus，RV）分类上属呼肠病毒科，1973年，Bishop 等首先报道在急性胃肠炎儿童的十二指肠黏膜细胞中发现，因病毒颗粒形似车轮而得名。RV 是全世界范围内致婴幼儿重症腹泻最重要的肠道病毒。迄今已知有 A ～ G 等 7 个血清型。A、B、C 群能引起人类和动物腹泻，D ～ G 群只引起动物腹泻。A 群是引起婴幼儿腹泻并致死亡的主要病原体，B 群仅在我国成人中暴发流行。

（二）流行环节

RV 主要经粪—口途径传播，温带地区多在晚秋和冬季流行。临床表现为突然发病、水样便（蛋花汤样便）、呕吐、发热、腹痛，严重者出现脱水或中毒症状，导致死亡。B 群病毒可在年长儿童和成人中流行，症状类似霍乱，但至今仅在我国有过报道。C 群病毒对人的致病性类似 A 组，但发病率低。

二、主要检测方法

（一）样品采集

收集患儿粪便并置于 Hank's 液中，置于采样箱中 4 ℃保存，送实验室检测。

（二）核酸检测

将粪便标本置于 Hank's 液中，蜗旋振荡 10 s，以 6000 r/min 离心 1 min，转移上清液至新的 EP 管中制成便悬液。

1. 核酸提取

（1）试剂：QIAamp® viral RNAmini kit（QIAGEN），96%～100%无水乙醇。（注意：用 ddH_2O 做阴性对照。）

2. 设备

量程为 20 μL、200 μL、1000 μL 的移液器，20 μL、200 μL、1000 μL 无 RNA 酶枪头，无 RNA 酶的 1.5 mL 无菌离心管，离心机，冰箱。

3. 试剂使用前的准备

将 Carrier RNA 加到 AVL 缓冲液中。

4. 步骤

（1）准备工作区域，用10%漂白剂擦拭离心机，移液器，实验台，然后用75%的乙醇再擦拭一遍。用酒精抗性标记笔标记每个 1.5 mL 的无菌离心管，在每个离心管中加入 560 μL AVL 缓冲液（含 Carrier RNA）。

（2）将 140 μL 10%便悬液加入至离心管中的 AVL 缓冲液中，漩涡震荡混匀 15 s。

（3）室温（15～25 ℃）静置 10 min，瞬时离心。

（4）在离心管中再加入 560 μL 96%～100%的无水乙醇，漩涡震荡混匀 15 s，瞬时离心。

（5）小心加入 630 μL 步骤（4）混合液至 QIAamp 柱中

（已套在收集管上），盖上盖子，以 8000 r/min 离心 1 min。

（6）弃去收集管中的液体，重复步骤（5）。

（7）弃去收集管中的液体，小心加入 500 μL AW1 缓冲液，以 8000 r/min 离心 1 min。

（8）弃去收集管中的液体，小心加入 500 μL AW2 缓冲液，以 8000 r/min 离心 1 min。

（9）弃去收集管中的液体，以 13000 r/min 离心 1 min。

（10）将 QIAamp 柱放置于一个干净的 1.5 mL 无菌离心管管中，向 QIAamp 柱膜中央加入 40 μL AVE 缓冲液，室温静止 2～5 min。

（11）8000 r/min 离心 1 min，即得到病毒 RNA 溶液，贮存于 −20 ℃或 −70 ℃备用。

5. A 组轮状病毒荧光 RT-PCR 检测（以深圳澳东为例）

1）反应组分配置。

根据不同的 PCR 仪选择反应管，反应体积为 25 μL，反应液与酶在配液区配制，加样在样本处理区，每个测试反应体系配制见表 2－6。

表 2－6　反应体系的配制

项目	检测管/μL	对照管/μL	
		阳性对照	阴性对照
核酸扩增反应液	16	16	16
A 组轮状病毒反应液	2	2	20
RT-PCR 酶混液	2	2	2
A 组轮状病毒阳性对照	—	5	—
阴性对照	—	—	5
样品 RNA	5	—	—
总体积	25	25	25

2）扩增。

按表 2－7 参数设置反应条件。

表 2－7　反应条件

反应参数	反转录	预变性	45 个循环	
温度/℃	50	95	95	55
时间	30 min	5 min	10 s	40 s

3）检测结果的揭示。

（1）结果分析条件设定。

直接读取检测结果，基线和阈值设定原则根据仪器噪声情况进行调整，以阈值线刚好超过正常阴性样品扩增曲线的最高点为准。

（2）质控标准。

A. 阴性对照无典型 S 型扩增曲线显示或无 *Ct* 值。

B. 阳性对照的 *Ct* 值应小于 30，并出现典型的扩增曲线。否则，此次试验视为无效。

（3）结果描述及判定。

A. 阴性：无 *Ct* 值并且无扩增曲线，表示样本阴性或者被检测样本核酸浓度含量低于试剂盒检测限。

B. 阳性：*Ct* 值不超过 35，且出现明显的指数增长期，表示样本阳性。

C. 可疑：当检测样本 *Ct* 值大于 35 但小于 40 时，重复一次。如果 *Ct* 值仍小于 40，且曲线有明显的指数增长期，可报告样本阳性，否则报告样本阴性或者被检测样本核酸浓度含量低于试剂盒检测限。

（4）确认：对阳性结果，可采用其他方法进行确认。

（三）抗原抗体检测

1. 粪悬液的准备

准备好离心管，并每管分装 0.5 mL 标本稀释液。用一次性移液管（或无菌棒）添加豌豆大小的量粪便（约 0.1g 或

0.1 mL）。最后，将得到质量浓度为 10%～20% 的粪便悬浮液。

2. 轮状病毒 ELISA 检测（ProSpect™ Rotavirus Kit）

1）目的。

本方案介绍从粪便标本中检测 A 组轮状病毒。

2）原理。

双抗夹心法。

3）常规信息。

所有的试剂和微孔板（Plate）在使用前应置于室温 20～25 ℃。在微条没有达到室温之前，不能从铝箔袋中取出。试剂在使用前应完全混匀。使用后，微条（放于密封的袋中）和试剂放回 2～8 ℃处存放。微条不可以重复使用，如果铝箔包装损坏或者试剂瓶有泄漏，试剂和微条将不能再被使用。滴加试剂时，应垂直拿取小瓶。样本悬浮液和试剂应滴入微孔中，不要接触微孔边缘。为避免交叉污染，禁止将粪便样本与试剂盒中物品及试剂接触，禁止在阳光直射下进行检测。

4）样本准备。

选择处理好的便悬液的上清液，上清液必须是无颗粒物的。为达到此要求，建议将标本以 5000 r/min（2300～2500 G）再离心 5 min。

5）标本检测。

（1）检测前。

每次检测均需加 1 个阳性对照和 1 个阴性对照。

A. 温度。将试剂和待检测标本置于室温（20～30 ℃）。

B. 阴性对照。试剂盒带有阴性对照。

C. 阳性对照。试剂盒带有阳性对照。

D. 洗液的配制。1 份体积的洗涤浓缩液 Wash，加 9 份蒸馏水。当天用当天配。事先应将浓缩液中的可见结晶在 37 ℃下水浴加热溶解。

（2）检测。

A. 将2滴（100 μL）阳性对照试剂、阴性对照试剂，以及10%便悬液的上清液加入微孔中。

B. 分别加入2滴（100 μL）酶结合物 Conjugate，在充分混匀（轻轻振动微孔板边缘）后，室温（20～30 ℃）孵育60 min。

C. 认真仔细的洗涤是获得正确结果的重要保证，因此，必须严格按照说明书操作。将微孔中经孵育后的物质倒入加有次氯酸盐消毒剂的废液桶中消毒，然后在吸水纸上拍干剩余的水分，之后，每次每孔用300 μL 洗涤液洗5次。每次清洗后，也应在干燥和未使用过的吸水纸上将微孔中的水分吸干。注意：使用洗板仪时，应确定机器的设置符合微孔板的型号。此外，如果粪便标本悬浮液在第一次清洗之前存在颗粒物，应该手动从微孔中将它去除，以免堵塞洗涤针。在每步洗涤过程中应确定所有的水分都被吸干。最后一次洗涤后，微孔板要在干净的吸水纸或者实验室用纸巾上完全拍干水分。为获得最佳洗涤结果，建议每步洗涤，每个微孔使用至少600 μL 洗涤液达到溢注。洗涤次数可以超过5次，这样可以达到较好的洗涤效果。

D. 在每个孔中加入2滴（100 μL）的底物（substrate）。然后微孔板在室温（20～30 ℃）下避光孵育10 min。之后，在每个微孔中加入2滴（100 μL）终止液以终止反应。轻微混合后（轻拍微孔板的边缘），用酶标仪测定在450 nm 的光波下的吸光度。

（3）检测结果的计算。检测所得的吸光度值不需要再经过任何计算处理。

A. 临界值：OD_{450}值 = 阴性对照 OD_{450}值 +0.200。

B. 阳性：OD_{450}值 > 临界值。

C. 阴性：OD_{450}值 < 临界值。

D. 可疑：OD_{450}值在临界值加/减0.010范围内判定为可

疑，应重复检测。

（4）质量控制。

为保证结果可靠，每次检测都要使用阳性对照和阴性对照，以确保试剂稳定和试验操作正确。

①阴性对照：OD_{450}值 < 0.150；②阳性对照：OD_{450}值 > 0.500；③建立 ELISA 质控表格，阴性对照及阳性对照数值范围为均数加/减 2 倍标准差。

若阴性对照大于 0.15，则可能提示洗涤不充分。如果在加入微孔前发现底物混浊或者已经变蓝，说明试剂已经过期。如果阳性对照没有达到 0.5，那么在重复测试前应做以下的检查：①试剂的有效期；②所用仪器的功能性（如校准性）；③操作步骤的正确性；④肉眼检查试剂的污染或泄露。

（四）分型分析：轮状病毒 G/P 分型

1. 目的

本实验操作方案是用半巢式 RT-PCR 对人粪便中的常见基因型轮状病毒株进行分型。

2. 原理

20 世纪 90 年代，随着 PCR 技术的飞速发展，利用扩增片段的大小即可对轮状病毒进行 G/P 分型，轮状病毒的命名逐步改为以 VP7 和 VP4 的核苷酸序列差异确定基因型的新命名系统，G 基因型用 GX 表示（X 为数字），P 基因型用带中括号的 P[X] 来表示。检测方案采用半巢式聚合酶链式反应的方法，根据最后扩增片段的大小来确定其基因型。

1）安全信息。样本处理需要在生物安全二级实验室进行。

2）样本。选用提取的 RNA 样本及阴性对照和阳性对照。

3）实验前准备工作。

（1）设备准备。

用去 RNase 试剂擦拭工作台面，移液器和离心机，紫外照射生物安全柜备用。

（2）试剂准备。①保持所有试剂放在冰上；②轻弹管壁混合 10×缓冲液；③所有试剂放在冰上备用。

4）质量控制。每次 PCR 都应设置阴性对照和阳性对照。

5）步骤。

（1）在 PCR 清洁区准备配体系。

A. 用干净的 1.5 mL 离心管准备反应体系。

B. 确定每次分析的反应数（N）。在操作需配置过量的反应体系来校正重复移液中的小量丢失：

（ⅰ）如果样本数 n（包括 NTC + VTC 对照）小于等于 15，做 $n+1$ 个反应的 mix。

（ⅱ）如果样本数 n（包括 NTC + VTC 对照）大于 15，做 $n+2$ 个反应的 mix。

（2）第一轮 RT-PCR。

A. 配液室配制试剂见表 2－8（灰色横线以上部分）。

表 2－8　配制试剂及 RNA 模板

试剂	1×
20 μmol/L VP7F/VP4F	1.5 μL
20 μmol/L VP7R/VP4R	1.5 μL
RNA 模板	4 μL
总体积	7 μL

B. 用移液管上下吹打混合液。

C. 向每个反应管中分装 3 μL 混合液。

D. 设立阳性对照及阴性对照。

E. 到核酸处理区将病毒核酸在冰上融化，漩涡振荡 5 s 之后快速离心 5 s。

F. 在安全柜加 RNA 模板及阳性对照。

G. 把反应管置于 98 ℃下 5 min 后，迅速放在冰上 5 min。

H. 配液室配制试剂见表 2－9（灰色横线以上部分）。

表 2－9 配制试剂及产物

试剂	1 ×
H_2O	16 μL
5 × buffer	5 μL
10 mmol/L dNTPs	1 μL
Enzyme Mix	1 μL
总体积	23 μL
变性产物	7 μL

I. 用移液管上下吹打混合液。

J. 向每个反应管中分装 23 μL 混合液。

K. 在安全柜，将 7 μL 变性产物加到相应的反应管中。

L. 将所有的反应管放置在温度循环器上，按照表 2－10 的条件设置。

表 2－10 RT-PCR 扩增条件

	项目	温度	时间
	逆转录	50 ℃	30 min
	加热	95 ℃	15 min
PCR－35 循环	变性	94 ℃	30 s
	退火	42 ℃	30 s
	延伸	72 ℃	1 min
	终延伸	72 ℃	7 min

（3）第二轮 RT-PCR。

A. 配液室配制试剂见表 2－11（灰色横线以上部分）。

表 2－11　配制试剂及产物

试剂	1×
2× Mix	10 μL
20 μmol/L aBT1，Act2，G3，aDT4，G9	各 0.5 μL
VP7R	0.5 μL
H_2O	6 μL
第一轮产物	1 μL
总体积	20 μL
试剂	1×
2× Mix	10 μL
20 μmol/L-1D，2T1－1，3T－1	各 0.5 μL
VP4F	0.5 μL
H_2O	7 μL

B. 用移液管上下吹打混合液。

C. 向每个反应管中分装 19 μL 混合液。

D. 将反应管转移到生物安全柜，将 1 μL 第一轮产物加到相应的反应管中，使总体积为 20 μL。

E. 将所有的反应管放置在温度循环器上，按照表 2－12 的条件设置。

表 2－12　反应参数

项目	温度/℃	时间
加热	94	3 min
PCR－35 循环	—	—
变性	94	30 s

续表 2-12

项目	温度/℃	时间
退火	42	30 s
延伸	72	1 min
终延伸	72	7 min

F. 新增 1 个阴性对照（ddH_2O）。

G. 准备 2% 的琼脂糖凝胶，100 mL 的 1 × TAE 加 2 g 的琼脂糖。（注意：为在电泳后可看见 DNA 条带，在准备胶时应加入 DNA 内嵌式染料，如溴化乙锭或 GelRed。）

H. 将 10 μL PCR 产物与 2 μL 6 × loading dye 混合后准备上样。

I. 上述 PCR 产物和阳性对照，每排 1～2 个 DNA 标志物和 1 个阳性对照。

J. 100～120 V 电泳 60 min。

K. 如果制胶时没有添加染料，需要将胶放置在 0.1% 溴化乙锭或 GelRed 溶液中，或者其他染料溶液中进行染色。

L. 用紫外投射仪或紫外分析仪观察胶，并记录或储存结果。

（4）RT-PCR 所用的引物。

VP7 RT-PCR* 见表 2-13。

表 2-13　VP7 RT-PCR*

引物	序列（5′-3′）	核苷酸位置 （cDNA 预期长度为 881 bp）
VP7F	ATGTATGGTATTGAATATACCAC	51～71
VP7R	AACTTGCCACCATTTTTTCC	932～914

G-Typing PCR* 见表 2-14。

表 2-14 G-Typing PCR*

类别	引物	序列（5′-3′）	核苷酸位置	PCR 产物长度/bp
G1	aBT1	CAAGTACTCAAATCAATGATGG	314～335	618
G2	aCT2	CAATGATATTAACACATTTTCTGTG	411～435	521
G3	G3	ACGAACTCAACACGAGAGG	250～269	682
G4	aDT4	CGTTTCTGGTGAGGAGTTG	480～499	452
G9	G9	CTTGATGTGACTAYAAATAC	757～776	179

VP4 RT-PCR* 见表 2-15。

表 2-15 VP4 RT-PCR*

引物	序列（5′-3′）	核苷酸位置（cDNA 预期长度为 663 bp）
VP4F	TATGCTCCAGTNAATTGG	132～149
VP4R	ATTGCATTTCTTTCCATAATG	775～795

P-Typing PCR* 见表 2-16。

表 2-16 P-Typing PCR*

类别	引物	序列（5′-3′）	核苷酸位置	PCR 产物长度/bp
P[4]	2T-1	CTATTGTTAGAGGTTAGAGTC	492～474	362
P[6]	3T-1	TGTTGATTAGTTGGATTCAA	278～259	146
P[8]	1T-1D	TCTACTGGRTTRACNTGC	356～339	224

三、检测注意事项

所有操作均应在生物安全二级实验室进行，注意生物安全防护，核酸检测时做好防污染工作。

第五节　肠道腺病毒

一、流行概况与特征

（一）分布

腺病毒属于腺病毒科（Adenoviridae）。根据宿主范围不同，将腺病毒分为哺乳动物腺病毒（*Mastadenovirus*）和禽类腺病毒（*Aviadenovirus*）两个属。人腺病毒分为A、B、C、D、E、F等6个亚组，共有51个血清型。肠道腺病毒（Enteric adenovirus，EAdv）属于F亚组，包括腺病毒40型（Ad40）和41型（Ad41），由于该腺病毒不能被腺病毒1～39型免疫血清所中和，也不能在一般培养腺病毒的细胞（如HDF、HEK）中分离、传代，须用特殊细胞（张氏结膜细胞、Grabam293细胞及第三代食蟹猴肾细胞）培养分离，故肠道腺病毒也称为难培养腺病毒。EAdv在电镜下是直径为70～90 nm的球形颗粒，中心为40～45 nm核心包裹的双链直线DNA，长约36 kb，外层为蛋白外壳，有252个壳粒，呈规则的六边形，其中子粒排列整齐，可见相互叠加的正三角形，呈典型的二十面体立体对称结构，二十面体对称结构的12个顶角上均有1个子粒与相邻的5个子粒围绕构成五邻体。每个顶角子粒的基部都伸出1根带有顶球的纤维，长度28～35 nm不等，使病毒体形似通信卫星而区别于其他病毒。无脂溶性包膜。

肠道腺病毒是20世纪80年代发现的一种新的导致婴幼儿腹泻的主要病原体，近年来的研究表明肠道腺病毒在免疫缺陷患儿中可增加发病率和延长住院时间。腺病毒胃肠炎广泛分布于世界各地，发展中国家和发达国家的流行病学调查研究已成功证实肠道腺病毒是婴幼儿腹泻的病毒病原，以区域性流行为主，暴发流行少见。在小儿，发病情况仅次于轮状病毒性肠炎。最小发病年龄为 1 个月，绝大多数发生于 3 岁以下的婴幼儿。Ad40 型主要感染 1 岁左右婴儿，Ad41 则感染稍大的幼儿。肠道腺病毒潜伏期 3 ～ 10 天；持续时间 5 ～ 13 天，其中，Ad40 平均 8. 6 天，Ad41 平均 12. 2 天。主要症状以腹泻为主，粪便为水样便或稀水便，少数可有黏液，可伴呕吐、发热，亦可有呼吸道感染症状。

（二）流行环节

肠道腺病毒传染源为患者和隐性感染者；肠道腺病毒传播途径为消化道传播；感染人群主要为 3 岁以下儿童、免疫缺陷病人、器官移植病人；无明显季节性，全年均可发病，秋冬季虽有增多但与其他月份相比无统计学意义；肠道腺病毒属于无包膜 DNA 病毒，对酸碱及温度的耐受范围较宽，对脂溶剂有较强的抵抗力，紫外线照射 30 min 或置于 56 ℃条件下 30 min 可被灭活。

二、主要检测方法

（一）样本采集

（1）粪便标本。采集发病 3 ～5 天的粪便样本（每份标本 5 mL），置于干净、干燥、有盖的 5 mL 螺口塑料管内，4 ～8 ℃ 条件下冷藏送检。

（2）肛拭子。用无菌棉签从患儿肛门轻轻插入 3 ～5 cm，适度用力弧型左右擦拭数下，拔出后，迅速将棉签放入盛有 Hank's 液的 5 mL 螺口塑料管中，加塞，4 ～8 ℃条件下冷藏送检。肛拭子一定要沾有粪便才合格。

（3）采样人员在开始采样前应做好个人防护，包括帽子、口罩、手套、工作服等。同时，还应带齐采样所需的材料，包括采样单、笔、记号笔、采样容器等。

（二）核酸检测

1. 样本前处理

加入 1 mL 样本稀释液（HBSS 溶液）至 1.5 mL EP 管或 2 mL 螺口管中，再加入 0.1 g 固体粪便样本或 0.1 mL 液体粪便样本，置于漩涡振荡器充分混匀，以 8000 r/min 离心 5 min，取上清液立即检测或置于 -20 ℃冰箱保存备用。肛拭子样本则进行充分振荡后取上清液备用。

2. 病毒核酸提取

取经过前处理样本上清液 200 μL，使用 Roche High Pure Viral RNA Kit 提取样本的病毒 DNA，步骤按其操作说明书进行，具体如下：

（1）向 200 μL 的上清液中加入 400 μL 的结合缓冲液，混匀后将混合液转入装有过滤管的收集管，以 8000 r/min 离心 15 s；

（2）将过滤管置于新的收集管中，向滤管中加 500 μL 去抑制剂缓冲液，以 8000 r/min 离心 1 min；

（3）将过滤管置于新的收集管中，向滤管中加 450 μL 洗涤液，以 8000 r/min 离心 1 min；

（4）将过滤管置于新的收集管中，再一次向滤管中加 450 μL 洗涤液，以 8000 r/min 离心 1 min；

（5）将过滤管置于新的收集管中，以 9300 r/min 离心 15 s；

（6）将过滤管置于新的离心管中，向离心管中加入 50 μL 的洗脱液，以 8000 r/min 离心 1 min，从而得到纯净的病毒 RNA。抽提的 RNA 于 -80 ℃保存以备用。

3. 病毒核酸实时荧光定量 PCR

使用商业化的肠道腺病毒核酸荧光 PCR 检测试剂盒，按照试剂盒说明书配制反应体系并进行 PCR 反应。

1）根据不同的 PCR 仪选择反应管，反应总体积为 25 μL，反应液与酶在配液区配制，加样在样本处理区，每个测试反应体系配制见表 2 - 17。

表 2 - 17　肠道腺病毒荧光 PCR 反应体系

反应管（组分）	检测管/μL	对照管/μL	
		阳性对照	阴性对照
核酸扩增反应液	16	16	16
肠道腺病毒反应液	2	2	2
PCR 酶混液	2	2	2
肠道腺病毒阳性对照	—	5	—
阴性对照	—	—	5
样品 DNA	5	—	—
总体积	25	25	25

2）扩增（检测区）。

按表 2 - 18 参数设置反应条件。

表 2 - 18　肠道腺病毒荧光 PCR 反应条件

反应参数	预变性	45 个循环	
		变性	退火/延伸
温度/℃	95	95	55
时间	3 min	5 s	40 s

荧光信号采集设定在退火/延伸时。对于多通道荧光 PCR 仪，选择荧光素 FAM 为信号采集通道，淬灭基团选 “None”，染料校正选 “None”。

3）检测结果的解释。

（1）结果分析条件设定。

直接读取检测结果。基线和阈值设定原则根据仪器噪声情况进行调整，以阈值线刚好超过正常阴性样品扩增曲线的最高点为准。

（2）质控标准。

A. 阴性对照无典型 S 型扩增曲线显示或无 *Ct* 值。

B. 阳性对照的 *Ct* 值应小于 30，并出现典型的扩增曲线；否则，此次实验视为无效。

（3）结果描述及判定。

A. 阴性：无 *Ct* 值并且无扩增曲线，表示样本阴性或者被检测样本核酸浓度含量低于试剂盒检测限。

B. 阳性：*Ct* 值不超过 35，且出现明显的指数增长期，表示样本阳性。

C. 可疑：当检测样本 *Ct* 值大于 35 但小于 40 时，重复一次。如果 *Ct* 值仍小于 40，且曲线有明显的指数增长期，可报告样本阳性，否则报告样本阴性或者被检测样本核酸浓度含量低于试剂盒检测限。

D. 确认：对阳性结果，可采用其他方法进行确认。

4. PCR 反应

（1）采用与 Ad40 及 Ad41 六邻体基因高度保守区互补引物扩增腺病毒 DNA，引物 hexAA1885 的序列为：5′-GCCGCAGTGGTCTTACATGCCACACTC-3′；引物 hexAA1913 的序列为：5′-CAGCACGCCGCGGATGTCAAAGT-3′。

（2）反应体系：10 × 缓冲液 5 μL（含 1.5 mmol/L $MgCl_2$），2 mmol/L dNTPs 5 μL，引物 hexAA1885 和 hexAA1913 各 0.8 μmol/L、1.5 U Taq DNA 酶、5 μL 提取的模板 DNA，补足 ddH_2O 至 50 μL。

（3）反应条件：94 ℃预变性 3 min，94 ℃变性 40 s，55 ℃退火 40 s，72 ℃延伸 40 s，共 35 个循环，最后一个循环 72 ℃延伸 10 min。PCR 产物电泳及观察按常规进行，扩增目的片段长度为 300 bp。

（三）分子分型

设计腺病毒 Ad1/Ad2 引物，对提取后的腺病毒 DNA 进行

PCR 扩增，经序列比对和建立系统发生树后进行分型。具体引物系列见表 2 - 19。

表 2 - 19　腺病毒 PCR 引物（根据 Hexon gene 设计引物）

引物	位置	序列	PCR 产物长度/bp
Ad1	1834 - 1853	5′ - TTCCCCATGGCICAYAACAC - 3′	482
Ad2	2315 - 2296	5′ - CCCTGGTAKCCRATRTTGTA - 3′	482

PCR 扩增的反应条件为：先按 94 ℃、30 s，55 ℃、30 s，72 ℃、1 min 的顺序进行 35 个循环；然后置于 72 ℃下 7 min。

三、检测注意事项

（1）样本的处理及核酸提取、配制 PCR 反应液、PCR 循环扩增等步骤必须分区或分室进行，各工作区要有严格的隔离，操作器材专用。

（2）加样或吸取模板核酸时要十分小心，打开离心管前应先离心，将管壁及管盖上的液体甩至管底部。开管动作要轻，以防管内液体溅出。吸样要慢，吸样时尽量一次性完成，忌多次，以免交叉污染或产生气溶胶污染。

（3）在每次 PCR 实验中，必须同时做阴性对照、阳性对照和 PCR 提取对照，只有这 3 个对照结果都是正常的才说明实验结果可靠。

第六节　星状病毒

一、流行概况与特征

（一）概况

1975 年，Appleton 利用电镜在腹泻儿童粪便标本中发现人星状病毒。在电镜下，星状病毒的大小和形态学特征与轮状病毒、诺如病毒等胃肠炎病毒均有差异，且病毒呈现五六个角的特征性外观，状如星形，因此，被 Madeley 和 Cosgrove 命名为星状病毒。星状病毒科可分为哺乳类星状病毒属和禽星状病毒属。根据宿主不同，哺乳类星状病毒又划分为人星状病毒、牛星状病毒和猪星状病毒等 19 个病毒种。人星状病毒的衣壳蛋白结构与动物的星状病毒是有所不同的。

发现星状病毒后一段较长的时间，对其研究较少，对其致病机制和地位亦未予以足够的重视。最初人们认为星状病毒只会引起散发的、较轻微的腹泻。20 世纪 90 年代后，随着检测技术的发展，尤其是分子生物学技术的应用，人们逐步认识到星状病毒是导致病毒性腹泻的重要病原体。星状病毒感染多发生在 2 岁以内尤其是 1 岁以内的婴幼儿。此外，老年人和免疫缺陷病人也是星状病毒感染的高危人群，其在公共卫生和临床诊断方面的意义日益为人们关注与重视。

人星状病毒是圆形、无包膜的单股正链 RNA 病毒，病毒颗粒直径为 28 nm。用磷钨酸钾染色后，大约有 10% 的病毒粒子呈五角或六角的星状结构。星状病毒基因组全长约 6.8 kb，由 5′非编码区、3 个开放读码框和 3′非编码区组成，3′末端有一个 poly（A）尾。3 个 ORF 分别为 ORF1a、ORF1b 和 ORF2。ORF1a 和 ORF1b 编码蛋白酶和 RNA 多聚酶，ORF2 编码衣壳蛋白。ORF1a 与 ORF1b 之间有部分重叠，通过重叠区的核糖体读框移位机制合成 RNA 依赖的 RNA 聚合酶（RdRp）。ORF2 编码的结构蛋白是一个 87 ～90 ku 的衣壳蛋白前体，经过细胞内蛋白酶的剪切、加工成为病毒衣壳蛋白和宿主结合区域。根据 ORF2 核苷酸序列，可将人星状病毒划分为 8 个基因型（HAstV-1 至 HAstV-8）。近年来，又有多种新型人星状病毒被发现，包括 MLB 型、VA 型和 HMO 型。其中，MLB 型又可分为 MLB1 和 MLB2 型，VA 型又包括 VA1 至 VA3。

星状病毒的潜伏期为 24 ～ 72 h，临床表现为较轻微的胃肠炎症状，腹泻每日 3 ～ 10 次不等，呈稀水样便或蛋花水样便，无脓血，可伴有呕吐、发热等症状，病程持续 3 ～ 7 天，最长可达 2 ～ 3 月。单纯星状病毒感染多数症状较轻，一般不发生脱水等严重并发症，但若合并轮状病毒感染，则临床症状可能较重。

（二）流行特征

星状病毒在世界各地均有分布，但不同地区、不同时期的基因型的流行情况有所不同。早期星状病毒被认为是引起人类腹泻的罕见病毒，但在一些国家的调查发现星状病毒的感染已相当普遍，其感染率、发病率均高于预期。如美国和英国的检出率为 4%，肯尼亚为 6.3%，我国上海地区和天津地区的研究中星状病毒检出率分别达到 11.6% 和 16.6%。星状病毒除引起散发的腹泻病例外，亦有暴发流行的报道。但总体而言引起暴发的报道远远少于诺如病毒。星状病毒感染的流行季节明显，温带地区为冬季，而在热带地区为雨季。日本的星状病毒感染多发生在轮状病毒流行季节之后的冬末和初春。我国北京星状病毒的感染主要集中在 10 月至次年 3 月（即秋冬季），与轮状病毒的流行季节相似。

星状病毒分子流行病学研究显示，全球多数地区以 HAstV-1 为最主要的流行株，同时可合并其他基因型感染。如 1993—1998 年，在美国弗吉尼亚州一家幼儿园流行的基因型主要是 HAstV-1，合并 HAstV-2 感染。1995—1998 年，日本主要是 HAstV-1 合并 HAstV-3 和 HAstV-4 感染。在埃及则主要以 HAstV-1 为主，依次合并 HAstV-5、HAstV-8、HAstV-3、HAstV-6、HAstV-4 和 HAstV-2 感染。

（三）流行环节

1. 传染源

患者、隐性感染者和病毒携带者是星状病毒的主要传染源。患者急性期粪便中有大量的病毒颗粒，病后可持续排毒4～8天，极少数可长达1个月。

2. 传播途径

粪—口传播是星状病毒的主要传播途径，也可以通过被污染的食物、水和物体表面以及人—人接触的方式进行传播。人—人接触传播多引起散发流行，水及食物被污染时则可引起暴发流行。值得注意的是，传播杯状病毒的主要媒介如生蚝等海产品及公共娱乐水域也可能是传播星状病毒的媒介。

3. 易感人群

人群普遍易感星状病毒，尤其多见于2岁以下儿童，成人病例则主要出现在免疫功能低下病人及养老院中的老年人群。

4. 预防与控制

星状病毒的防控措施主要是加强水源、食物及环境卫生的管理，尽可能地防止星状病毒的传播和流行，一旦出现疫情应按照肠道传染病的防治方法处理。

二、主要检测方法

因为星状病毒在细胞培养中繁殖困难，所以早期检测星状病毒主要是直接电镜检查。之后星状病毒与轮状病毒、杯状病毒一样，其检测方法经历了一个由单纯依靠电镜观察到可以运用各种免疫学方法、分子生物学方法检测的过程。目前，星状病毒的检测主要采用分子生物学检测方法和免疫学试验等技术，分子生物学检测方法包括探针杂交和RT-PCR及实时定量荧光PCR等。

星状病毒属于危害程度第三类的病原微生物，对其病例样本的采集、处理和检测等实验活动，应当采取隔离防护措施，即需要穿防护服，戴口罩、手套等。样本的处理和酶联免疫吸附试验应在BLS-2级实验室内进行，病毒的核酸提取和细胞培养等实验操作应要求在二级生物安全柜中进行。在进行运输时应按照B类包装（UN3373）要求，并办理申报手续。

（一）样本采集、运送与保存

1. 样本的采集

星状病毒胃肠炎病人排毒时间主要在发病的1～3天内，因此其样本的采集时间以3天内为宜。主要是采集粪便，如有呕吐物也可考虑。如采集肛拭子样本，应确保肛拭子上有粪便。

采样人员在开始采样前应做好个人防护，包括帽子、口罩、手套、工作服等。同时还应带齐采样所需的材料，包括采样单、笔、记号笔、采样容器等。

（1）粪便样本的采集。

应采集发病3～5天的粪便样本（每份样本5 mL），放入无菌5 mL螺口管内。如果样本量少且送检时间过长，应将样本放入装有0.5～1.0 mL病毒保存液或PBS或盐水的无菌螺口管。但应注意这种标本不适合用于进行抗原检测。病毒保存液的成分为：MEM培养基，含青霉素2000 U/mL，链霉素200 μg/mL（也可用庆大霉素，终浓度为每毫升1 mg），制菌霉素25 U/mL，用2% $NaHCO_3$ 调pH至7.4。

（2）肛拭子的采集。

只有在不能取到足够量的粪便样本时才采集肛拭子样本。用生理盐水将无菌棉拭子沾湿，插入肛门4～6 cm，沿直肠黏膜转动，直到见到有粪便为止，放入盛有1～2 mL病毒保存液的无菌螺口管。

样本采集时，采样人员应注意收集采集对象的基本资料，填写样本采集登记表，注明编号、姓名、性别、年龄、发病时间、采样时间、检验项目、检材种类和保存条件等，以备分析结果时使用。

2. 样本的运输和保存

将样本放在有封口的塑料袋中，用聚酯盒子或保温瓶或专用密闭盒（金属或硬塑料材质）包好，外置冰袋，用吸水纸等填充物固定好，置于保温箱内，由专业人员专人运送。将样本送检单和调查表放在塑料袋中，再用胶带在聚酯盒中的上部固定。安排好运送日期后，通知接收实验室准备接样。

样本可在 4 ℃短期保存，但不能超过 3 天。如果近期不进行检测，应直接在 −20 ℃以下，最好是 −70 ℃以下长期贮存，并避免反复冻融。

（二）样本的前处理

腹泻样本以粪便为佳，但粪便的成分复杂，对实验影响较大，因此不管是采种哪种方法进行检测，都需要首先对样本进行前处理。

方法一：加入 1 mL 样本稀释液至 1.5 mL EP 管或 2 mL螺口管中，加入0.1 g 固体粪便样本或0.1 mL 液体粪便样本，置于漩涡振荡器充分混匀，以 8000 r/min 离心 5 min，立即检测或置 −20 ℃冰箱保存备用。

方法二：加入 10 mL 样本稀释液至装有玻璃珠的50 mL 螺口管中，加入1 g 固体粪便样本或1 mL 液体粪便样本，置于漩涡振荡器充分混匀，以 3000 r/min 离心 30 min，立即检测或置于 −20 ℃冰箱保存备用。样本稀释液可用 PBS 或 Hank's 液。

（三）检测方法

1. 电镜检测

（1）直接电镜法。

自 1975 年发现星状病毒，电镜就一直是检测星状病毒的主要手段。星状病毒在电镜下呈五角或六角星状结构。但如不经处理，直接电镜较难将星状病毒与其他 20 ～ 30 nm 的小圆病毒区分，且只有 10% 的星状病毒颗粒具有典型的星状外形。用钼酸铵染色后，几乎全部病毒粒子都呈典型的星状结构。必要时可将粪便浓缩处理后再用电镜检测。

（2）免疫电镜法。

在标本中加入荧光标记的抗体进行免疫电镜检测，可提高检出率。但如果病毒滴度低，假阴性率仍较高。此外，电镜技术价格昂贵，技术条件要求高，不适合大规格的流行病学调查。

2. 病毒的分离与鉴定

星状病毒在细胞培养物中的增殖依赖于胰蛋白酶的存在。因为多数星状病毒在细胞培养物中不产生细胞病变，所以给病毒分离工作带来了难度。星状病毒可在人结肠癌细胞系 T84、HT29 和 SK-CO-1 细胞、人肝癌细胞 PLC/PRF/5、非洲罗猴肾 MA-104 细胞以及 VERO 细胞中增殖，但以在人类结肠癌传代细胞系 Caco-2 中的生长效果最好。Caco-2 可直接从腹泻标本中分离出星状病毒。如果无细胞病变效应发生，应盲传 2～3 代，若仍无细胞病变效应出现，则可认为是阴性。

3. 免疫学检测

人类结肠癌传代细胞系 Caco-2 可直接从腹泻标本中分离出星状病毒，使星状病毒可在培养细胞内大量增殖，并可用于制备不同血清型的单克隆和多克隆抗体，从而促进了星状病毒免疫学检测方法（如免疫荧光法、酶联免疫法等）的发展。

（1）酶联免疫法（enzyme immunoassay，EIA）及 ELISA。

EIA 和 ELISA 建立在成功制备星状病毒单克隆抗体的基础上，操作简单，具有很高的敏感性和特异性，并能进行分型，适合基层单位使用。因为粪便标本成分复杂，检测时可能对检测结果有干扰，产生假阴性或假阳性，所以 ELISA 主要在出现暴发疫情时使用，并应考虑先排除细菌感染和轮状病毒感染。

（2）免疫荧光检测（immunofluorescence）。

对细胞培养物或组织切片中的星状病毒可用免疫荧光试验检测。对肠管内星状病毒检测可取活体或尸体的小肠做冰冻切片，用免疫荧光试验检查肠上皮中的星状病毒。

4. 核酸检测

（1）探针杂交。

探针杂交方法的过程复杂，现已较少使用。

（2）逆转录聚合酶链试验。

逆转录聚合酶链反应（RT-PCR）既可以用于常规检测，也可用于病毒分型，在进入21世纪以来日益成为主要的星状病毒的检测方法。其基本过程包括病毒核酸的提取、PCR扩增和产物观察。

星状病毒是RNA病毒，可采用多种试剂提取病毒总核酸和病毒RNA，提取方法参照试剂盒说明书。提取所用样本应为处理好的10%粪便悬液。核酸提取完成后，可冷冻保存，保存最佳温度为-70 ℃。如果很快可进行检测，也可置4 ℃暂存，但放置时间不宜过长。

扩增星状病毒ORF2区域的核酸序列可使用Mon269/Mon270引物对，其具体序列如下：

Mon269：3′-CAACTCAGGAAACAGGGTGT-5′。

Mon270：3′-TCAGATGCATTGTCATTGGT-5′。

逆转录体系可参考试剂盒说明书，提取的核酸样本可用两步法进行扩增，即先单独进行逆转录后再进行PCR扩增，也可用一步法进行扩增，即在同一反应管内进行逆转录后直接进行PCR扩增。一步法扩增的反应条件为：42 ℃反转录30 min；94 ℃ 2 min；然后94 ℃ 15 s、52 ℃ 30 s、72 ℃ 30 s，进行35个循环；72 ℃延伸10 min。

检测结果的判定：取5 μL扩增产物和适当分子量大小的分子量标准在1.5%琼脂糖凝胶上同时电泳，产物长度为449 bp，PCR扩增的条带分子量大小与预期片段大小相同，则可判为阳性。

（3）实时荧光定量PCR。

实时荧光定量PCR技术是在PCR反应体系中加入荧光基团，利用荧光信号累积实时监测整个PCR进行，最后通过标准曲线对未知模板进行定量分析的方法，具有特异性强、灵敏度高、重复性好、定量准确、速度快、全封闭反应等优点，成为分子生物学研究中的重要工具。实时荧光定量PCR不需要PCR后处理，可有效避免交叉污染，同时通过实时定量PCR分析软件，可实现整个PCR过程的自动化，操作步骤比传统的定量方法少，易于标准化及推广应用。

实时荧光定量PCR检测星状病毒，可自行参照文献设计探针及引物，参考文献的反应条件或自行优化反应条件来进行检测，亦可直接购买商品化的星状病毒荧光PCR检测试剂盒来进行检测。目前，市场上星状病毒荧光PCR检测试剂盒的品牌很多。经过近20年的应用研究和实践推广，各厂家在试剂盒的特异性、灵敏度、稳定性、简便性等方面都有较大提升，实验室可根据情况选择合适的产品进行检测，检测流程参照试剂盒说明书。

三、检测注意事项

以PCR为代表的分子生物学检测技术具有特异性强、灵敏度高、操作简便、省时等特点，使其迅速取代电镜检测、病毒分离鉴定及免疫学检测等检测方法成为病毒检测的重要方法。但PCR技术本身亦存在一些问题，其影响因素很多，如样本或核酸纯化过程中出现的扩增反应抑制物、扩增仪孔间温度的差异及核酸提取中随机误差，可造成假阴性结果的出现。同时，扩增产物的污染和核酸提取中样本间的交叉污染，也很容易出现假阳性结果。因此，PCR检测必须要有严格的实验室分区、实验室管理和质量控制措施。只有在充分了解PCR检测的不确定性的基础上，采取相应质控措施，才能确保实验结果的准确性，而不致出现重大判断失误。另外，PCR扩增有极大的检测灵敏度，但同时也可能对检测中的错误有极大的放大作用。因此，对于 PCR 检测结果的报告必须十分慎重，尤其是在该结果会产生重大后果时，必须在有相应严格质控措施（如内质控、阴性和阳性质控）的情况下重复测定，才可以报告结果，并做出实事求是的解释。

第七节 札如病毒

一、流行概况与特征

（一）概况

1976 年，英国学者 Madeley 等使用电镜首次在人粪便标本中观察到直径约 30 nm 的猫杯状病毒样颗粒，呈“大卫”星（star of David）状。此后其他研究者也有类似的发现。1979 年 Chiba S. 等对日本札幌市的一起急性胃肠炎暴发疫情进行调查，在患者粪便标本中也发现类似的病毒颗粒，实验室检测结果和流行病学证据证实了该病毒在人急性胃肠炎中的致病作用。1998 年国际病毒分类委员会（the international committee on taxonomy of viruses，ICTV）将其命名为札幌样病毒（Sapo-like viruses），2002 年重命名为札如病毒（Sapovirus，SaV）。ICTV 在 2009 年将杯状病毒科分为 5 个属：诺如病毒（Norovirus，Nov）、札如病毒（Sapovirus，SaV）、囊病毒（Vesuvius，Vev）、兔出血热病毒（Lagovirus，LaV）和诺如病毒（Nebovirus，Nev）。其中，NoV 和 SaV 主要感染人，两者合称为人类杯状病毒（human calicivirus，HuCv），其他 3 种则感染动物。

SaV 为单股正链 RNA 病毒，基因组的大小约为 7.5 kb。SaV 基因含有 2 或 3 个的 ORF（ORF1 ～ ORF3）。ORF1 至少编码 6 种非结构性蛋白（NS1、NS2、NS3、NS4、NS5、NS6

和 NS7）和衣壳蛋白（VP1），ORF2 编码与 NOV VP2 相似的小蛋白，ORF3 编码的蛋白具体功能目前未知（图 2－2）。基于 VP1 核酸序列可将 SaV 分为 14 个基因组（GⅠ～GⅩⅣ），其中，GⅠ（GⅡ.1～8）、GⅡ（GⅡ.1～8）、GⅣ（GⅣ.1）和 GⅤ（GV.1～2）感染人类，GⅢ、GⅤ.3～4、GⅥ～ⅩⅣ 感染动物。到目前为止，SaV 不能进行细胞培养，也无 SaV 的疫苗。SaV 感染后可产生非持久的基因型特异性免疫，但对其他基因型无免疫保护。婴幼儿可从母体获得短暂的免疫力，数月后减退。

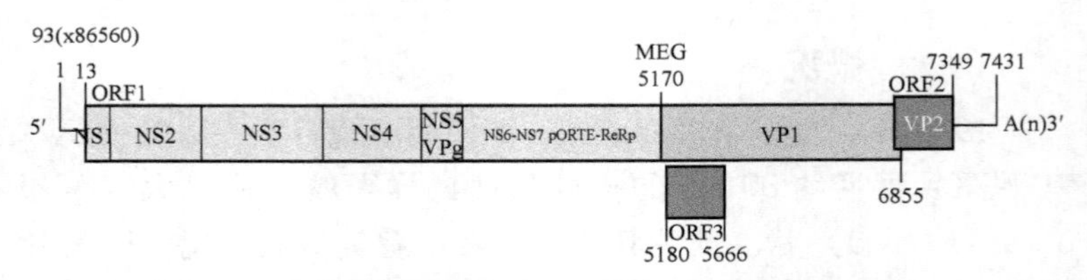

图 2－2　札如病毒基因组结构及编码蛋白

SaV 感染的潜伏期一般为 1～3 天，平均 1.7 天，最短低于 11 h，最长达 99.5 h。SaV 感染后主要症状包括腹泻、腹痛、恶心、呕吐、发热，甚至出现脱水、肠痉挛、寒战、头痛和肌痛等症状，部分患者尤其是感染人类免疫缺陷病毒（humman immunodeficiency virus，HIV）者可出现便血症状，严重者出现死亡。部分感染 SaV 后无明显临床症状，1 例伴 8 个月血便史者排毒期长达 1 年，另外隐性感染者的病毒载量可比患者高，是非常重要的传染源。

（二）流行特征

札如病毒在世界各地均有分布，但在不同地区、不同时期的基因型的流行情况有所不同。2010 年，我国贵阳 SaV 检出率高达 15.96%，而分别对我国安徽、福建、海南、河北、河南等9个地区5岁以下腹泻患儿进行检测，SaV阳性率为0.9%。其他国家或地区，如日本检出率为12.70%，美国检出率为5.37%，南非某HIV高发地区检出率为7.67%。不同国家和地区SaV的流行型别有所差异，主要为GⅠ和GⅡ组。我国SaV主要流行基因型为GⅠ.1和GⅡ.1，泰国主要流行基因型为GⅡ.3，日本主要流行基因型为GⅠ.1和GⅠ.6。SaV暴发疫情的检测报道相对较少，流行株主要是GⅠ组。SaV引起的急性胃肠炎四季均有报告，疫情主要发生在冬春季。

（三）流行环节

1. 传染源

患者、隐性感染者和病毒携带者是札如病毒的主要传染源。有报道表明，隐性感染者的病毒载量可比患者高，是非常重要的传染源。

2. 传播途径

SaV主要通过被污染的食物和水经口传播，也可通过人—人直接或间接接触SaV污染的物品和场所传播，还可能通过气溶胶传播。人—人接触传播多引起散发流行，水及食物被污染时则可引起暴发流行。

3. 易感人群

所有年龄段人群对札如病毒普遍易感，儿童、老年人、免疫缺陷者及器官移植患者属高危易感人群。

4. 预防控制措施

针对札如病毒的控制措施主要有隔离控制传染源，加强环境消毒和手卫生。严格保持个人卫生，保持室内空气流通，在外就餐时尽量不吃生冷的食物以及半生不熟的食物。专门针对SaV有效的消毒技术还未见报道，因此，只能采用常规卫生和消毒措施。由于它属于杯状病毒，因此，暂时可以参考针对其他杯状病毒（如NoV）的研究报道。杯状病毒抵抗力较强，在常温环境中可以保持活性数周。加热或使用1000 mg/L的含氯消毒剂用于水质消毒。紫外线或 γ 射线可以灭活，乙醇、高温等也有降低病毒滴度的作用。

二、主要检测方法

目前，人 SaV 尚未能成功被细胞培养。尽管已有很多研究对人 SaV 进行了细胞培养的尝试，但仅有 2 项描述了分别在绿猴肾细胞或人胚肾原代细胞中的增殖现象，然而，这些数据尚未得到可重复的验证。暂无合适的细胞培养体系，这使 SaV 无法直接进行基于中和作用的血清学分型鉴定，无法直接研究病毒基因组转录、蛋白翻译、感染与复制等过程，也使人 SaV 动物感染模型的建立、致病机理、疫苗研发、与宿主互作等研究进展缓慢。SaV 的典型检测方法有：电子显微镜（electron microscopy，EM）、免疫学方法、RT-PCR、实时荧光定量 PCR 等，其中，RT-PCR 是应用最广泛的检测方法。PCR 技术被广泛应用于检测临床和环境标本中的 SaV。

札如病毒属于危害程度第三类的病原微生物，对其病例样本的采集、处理和检测等实验活动，应当采取隔离防护措施，即需要穿防护服，戴口罩、手套等。样本的处理和酶联免疫吸附试验应在生物安全二级实验室内进行，病毒的核酸提取和细胞培养等实验操作应要求在二级生物安全柜中进行。在进行运输时应按照 B 类包装（UN3373）要求，并办理申报手续。

（一）样本采集

采集患者的标本包括患者发病 3 日内的粪便标本（每份标本 1 ～ 5 mL）、患者的呕吐物（每份 1 ～ 5 mL）。若采集肛拭子样本，应确保肛拭子上有粪便。采样人员在开始采样前应做好个人防护，包括帽子、口罩、手套、工作服等，同时还应带齐采样所需的材料，包括采样单、笔、记号笔、采样容器等。

1. 粪便样本的采集

应采集发病 3 ～ 5 天内的粪便样本（每份样本 5 mL），放入无菌 5 mL 螺口管内。如果样本量少且送检时间过长，应将样本放入装有 0.5 ～ 1.0 mL 病毒保存液或 PBS 或盐水的无菌螺口管。但应注意这种标本不适用于进行抗原检测。

2. 肛拭子的采集

只有在不能取到足够量的粪便样本时才采集肛拭子样本。用生理盐水将无菌棉拭子沾湿，插入肛门 3 ～ 5 cm，沿直肠黏膜转动，直到见到有粪便为止，放入盛有 1 ～ 2 mL 病毒保存液的无菌螺口管。

样本采集时，采样人员应注意收集采集对象的基本资料，填写样本采集登记表，注明编号、姓名、性别、年龄、发病时间、采样时间、检验项目、检材种类和保存条件等，以备分析结果时使用。

（二）样本的运输和保存

将样本放在有封口的塑料袋中，用聚酯盒子或保温瓶或专用密闭盒（金属或硬塑料材质）包好，外置冰袋，用吸水纸等填充物固定好，置于保温箱内，由专业人员专人运送。将样本送检单和调查表放在塑料袋中，再用胶带在聚酯盒中的上部固定。安排好运送日期后，通知接收实验室准备接样。

样本可在 4 ℃短期保存，但不能超过 3 天。如果近期不进行检测，应直接在 −20 ℃以下，最好是 −70 ℃以下长期贮存，并避免反复冻融。

（三）样本的前处理

腹泻样本以粪便为佳，但粪便的成分复杂，对实验影响较大，因此不管是采种哪种方法进行检测，都需要首先对样本进行前处理。

方法一：加入 1 mL 样本稀释液至 1.5 mL EP 管或 2 mL 螺口管中，加入 0.1 g 固体粪便样本或 0.1 mL 液体粪便样本，置于漩涡振荡器充分混匀，以 8000 r/min 离心 5 min，立即检测

或置于 -20 ℃冰箱保存备用。

方法二：加入 10 mL 样本稀释液至装有玻璃珠的 50 mL 螺口管中，加入 1 g 固体粪便样本或 1 mL 液体粪便样本，置于漩涡振荡器充分混匀，以 3000 r/min 离心 30 min，立即检测或置于 -20 ℃ 冰箱保存备用。样本稀释液可用 PBS 或 Hank's 液。

（四）检测方法

1. 电镜法（electron microscopy，EM）

人的原型毒株 Sapporo 病毒首次发现是用电镜。不过 EM 不很敏感，只能检测到每毫升 10^6 个以上的病毒粒子。免疫电镜可以增加敏感度（10 倍以上），它的特异性取决于抗血清的质量。EM 的缺点是需要熟练的操作人员，且仪器昂贵、比较费时间，因此，不适合大样本的检测。

2. 免疫学方法

使用提纯的病毒或杆状病毒表达系统产生的病毒样粒子产生的高免血清建立的抗原 ELISA 可以检测病毒粒子或抗体，特异性比较高，但是由于 SaV 的变异度比较高，因此不能检测所有的基因型 SaV，限制了其应用。

3. 实时荧光定量 PCR

以深圳澳东检验检测公司札如病毒核酸检测试剂盒（PCR－荧光探针法）为例，荧光定量 RT-PCR 反应体系见表 2－20。

表 2－20　札如病毒荧光 PCR 检测反应体系

项目	加样量/μL
RT-PCR 反应液	16
酶混合液	2
札如病毒反应液	2
RNA 模板	5
合计	25

反应条件：50 ℃ 30 min，95 ℃ 5 min；95 ℃ 10 s，50 ℃ 40 s；45 个循环。由仪器自动设置在每一循环 50 ℃退火/延伸步骤读取荧光信号。

结果判断：在阴、阳性对照均成立情况下，在札如病毒荧光检测通道上，若标本在 35 个循环前有明显指数增长期，则该标本可判断为该荧光通道对应的病原体阳性；如果扩增曲线为 35 ～40 个循环，需重复实验，结果相同情况下，扩增曲线有明显指数增长期，可判断为该荧光通道对应的病原体阳性，否则报告样本阴性或者被检测样本核酸浓度含量低于试剂盒检测限。

4. 分子分型

为了了解病毒的流行、传播以及进化遗传等特征，我们需要对它们进行基因分型。札如病毒的基因分型主要基于聚合酶衣壳连接区（polymerase and capsid junction）基因，引物序列如下：SLV5317（5083 －5105）5′－CTCGCCACCTACRAWGCBTG-GTT－3′，SLV5749（5494 －5516）5′－CGGRCYTCAAAVSTACCB-CCCCA－3′，扩增片段 434 bp。

逆转录体系可参考试剂盒说明书，提取的核酸样本可用两步法进行扩增，即先单独进行逆转录后再进行 PCR 扩增；也可用一步法进行扩增，即在同一反应管内进行逆转录后直接进行 PCR 扩增。检测结果的判定：取 5 μL 扩增产物和适当分子量大小的分子量标准在 1.5% 琼脂糖凝胶上同时电泳，产物长度为 434 bp，若判定 PCR 扩增的条带分子量大小与预期片段大小相同，则可判为阳性。

第三章　虫媒病毒

虫媒病毒（arbovirus）是指一些通过吸血节肢动物叮咬敏感脊椎动物而引起的自然疫源性疾病及人畜共患病的一群病毒。虫媒病毒必须能在节肢动物体内繁殖，经过一定的外潜伏期，通过叮咬吸血又被传给新的宿主。常见的节肢动物媒介有蚊、蜱、白蛉、蠓、虻、蚋、螨，尤以蚊和蜱最为重要。鸟类、蝙蝠、灵长类和家畜是最重要的脊椎动物宿主。

在病毒分类中，虫媒病毒隶属14个病毒科。根据所包括病毒的种类及其与人、畜疾病的关系，虫媒病毒主要集中在披膜病毒科甲病毒属（29种）、黄病毒科黄病毒属（69种）、呼肠孤病毒科（77种）和布尼亚病毒科（350种），其中许多病毒对人类健康和生命安全危害较大。截至目前，在国际虫媒病毒中心登记的虫媒病毒已达546种，其中143余种可引起人、畜疾病，主要表现为发热、皮疹、关节痛、出血热和脑炎等。迄今，虫媒病毒已引起人类许多疾病，甚至导致死亡，以及巨大的经济损失，仍是全球重要公共卫生问题。我国已证实4种虫媒病毒在我国的存在与流行，它们是乙型脑炎病毒、森林脑炎或蜱传脑炎病毒、新疆出血热或克里米亚－刚果出血热病毒和登革病毒Ⅰ～Ⅳ血清型。

第一节 登革病毒

一、流行概况与特征

（一）分布

登革热（Dengue fever）是由登革病毒（Dengue virus）引起的急性传染病，主要通过节肢动物（如埃及伊蚊和白纹伊蚊）的叮咬传播。登革病毒是具有感染性的单股正链 RNA 病毒，分子质量为 3800 ku，基因组长度约为 11000 bp，依次编码 3 种结构蛋白，即衣壳蛋白 C、膜蛋白 M 和包膜蛋白 E，同时编码 7 个非结构蛋白质，依次为 NS1、NS2A、NS2B、NS3、NS4A、NS4B 和 NS5。依据病毒包膜蛋白 E 的膜抗原性不同，登革病毒分为Ⅰ、Ⅱ、Ⅲ和Ⅳ型 4 个血清型，均具有致病性和传染性。

登革病毒感染后会产生不同的临床症状，其范围从轻度发热感染到伴有血小板减少、出血、血管渗漏和死亡等严重症状，还有大量症状不明显的感染。人类感染登革病毒后大部分为隐性感染，小部分患者可能会出现危及生命的登革出血热（dengue hemorrhagic fever，DHF）或登革休克综合征（dengue shock syndrome，DSS）。DHF 的特征是退热时并发血浆渗漏和出血，通常在发烧 5 天后出现。成人的继发性登革热感染可以产生典型的 DSS 症状，伴有出血及休克等，第一次感染和第二次感染之间间隔的时间越长，产生的临床症状就越严重。

登革热是目前人类发病率和死亡率非常高的蚊媒传播疾病之一，登革热在全球都有分布，主要分布在热带和亚热带地区。在我国，由于旅游业和经济的快速发展，登革热具有典型的输入性、突发性，具有传播迅猛、发病率高、人群普遍易感、少数重症病例死亡率高等特点。1917 年，我国就有登革热发生的记载。1940 年，上海、广东、浙江、福建、江苏、湖北、台湾都有登革热流行。中华人民共和国成立后到改革开放前，我国大陆无登革热疫情。直到 1978 年，广东佛山暴发登革热疫情，随后到 1987 年，广东（含海南，1987 年的海南属于广东）出现 2 次登革热的大流行，仅海南就发生报告近 60 万病例。1995 年和 2013 年出现 2 次登革热的流行，我国登革热报告病例达到数千例。2014 年，我国广东大规模暴发流行登革热疫情，全年报告病例超过 4 万例。同年，云南、广西、福建、台湾等出现了登革热的本地暴发，这预示着我国登革热的发生范围在扩大，今后的防治工作将面临更大的挑战。据 WHO 资料统计，近几十年来，登革热的发生特点如下：

（1）在全球呈急剧上升势态，发生人数在增加，全球有近 40% 人口处于登革热发生的风险区。登革热已是目前全球主要的公共卫生问题之一。据 WHO 近期估计，全球登革热的病例数逐年增加，近年来每年有 5000 万至 1 亿病例。20 世纪 70 年代，仅有 9 个登革热流行较重的国家，而目前，登革热已经分布在非洲、美洲、东地中海地区、东南亚和西太平洋地区等区域，流行国家已经超过 100 个，美洲、东南亚和西太区是发生最严重的地区。2008 年，美洲、东南亚和西太区的登革热病人超过 120 万例。2010 年，超过 230 万例。2013 年，仅美洲就有 235 万登革热病例，其中有 37687 例为重症。

（2）登革热的发生区域在扩大，2010 年，法国和克罗地亚首次报告有登革热本地病例。2012 年，在葡萄牙的马德拉岛暴发，有 2000 例病例。2013 年，我国云南、河南和美国佛罗里达州暴发登革热。2014 年，日本静息 70 年后，东京暴发登革热，导致超过 140 例病例发生。近年来，我国主要发生在广东省、云南省、福建省、广西壮族自治区、浙江省等。我国登革热的输入病例主要来自东南亚、南亚。登革热流行与伊蚊孳生有关，主要发生于夏、秋雨季。在广东省、云南省为 5—

11 月，海南省为 3—12 月。

（二）流行环节

人、灵长类动物和蚊虫是登革病毒的自然宿主，前两者是传染源，后者是传播媒介，也是储存宿主。4 种血清型的病毒都存在 2 个传播周环——森林周环和人周环。森林周环包括非人灵长类动物和树栖伊蚊，西非和马来西亚半岛有过疫源地的记录；人周环包含家居的埃及伊蚊和白纹伊蚊，且人作为储存宿主。系统进化分析表明，人群中流行的 4 种血清型的登革病毒正是起源于西非和东南亚的森林周环中感染非人灵长类动物和蚊虫的古老病毒。

登革病毒的主要传播媒介是埃及伊蚊（*Aedes aegypti*），其次是白纹伊蚊（*Aedes albopictus*）。登革病毒通过已感染雌蚊的叮咬来传给人类，被叮咬后经过 3 ～ 14 天的潜伏期（平均 4 ～ 6 天），患者可能会开始发热，发热期长短不定，在此期间若没被感染的伊蚊叮咬过患者，病毒在这些蚊子体内繁殖 8 ～ 12 天后，这些蚊子就可以作为传播媒介将病毒传给健康人群。感染的伊蚊可以终生带毒，最久可活 174 天。近年来越来越多研究显示，雌蚊可以经卵将病毒垂直传播给下一代，这些都使病毒随着蚊媒迅速扩散并且越冬。埃及伊蚊已经很好地适应了城市环境，种群内竞争激烈，雌蚊会努力接近人类吸血，因此，可以感染更多人。另外，埃及伊蚊对登革病毒的易感率不如白纹伊蚊，从宿主感染时需要更高的病毒载量，这往往与重症登革热相关；白纹伊蚊携带的登革病毒滴度低，造成的临床表现更轻微，可能是登革热流行间期病毒的维持媒介。

二、主要检测方法

确诊登革病毒感染的实验室检测方法包括分离登革病毒、检测病毒的核酸、抗原或抗体或几种检测方法的联合使用。在发病的早期（发病 5 天内）一般采用病毒分离、核酸检测或抗原检测等方法进行诊断，当病程进入恢复期后（发病5天以后），一般采用血清学检测病毒特异性抗体的方法进行诊断。

（一）样本采集

1. 目的

正确采集血液标本、分离血清、运送和保存。

2. 范围

适用于有资质的人采集登革热患者或疑似患者血液标本、分离血清、编号、分装、保存和运送。

3. 操作步骤

1）采血。

（1）用70%酒精擦拭静脉穿刺部位，等待30 s以上。

（2）然后用1根碘酊或碘伏棉签消毒皮肤（1%～2%碘酊30 s或10%碘伏消毒60 s），从穿刺点向外以1.5～2.0 cm直径画圈进行消毒。

（3）用70%酒精脱碘。

（4）严格执行“三步消毒”后（注意对碘过敏的患者，只能用70%酒精消毒，消毒60 s），待穿刺部位酒精挥发干燥用无菌真空管，采集患者非抗凝血5 mL。

2）分离血清。

（1）轻缓颠倒采血管数次，使血液与促凝剂混匀后静置，待血块完全凝固（放置时间过长会造成溶血，应避免留置过夜）。

（2）以3000 r/min离心5 min，然后用无菌吸管小心取上清液转入3支冻存管，应避免吸取血细胞。

（3）标记。用标签纸或持久性标记笔在冻存管的侧壁标记标本编号，顶端标记序列号，标记清楚后将血清放进标本盒，保存于2～8 ℃冰箱待初筛检测或运送保存。

3）运送保存。

（1）如果24 h内能够完成初筛检测，并将标本运送至上级单位，运送前应将标本保存于2～8 ℃冰箱，运送时采用低温冷藏运输。

（2）如果不能及时运送，运送前应将标本保存于－20 ℃冰箱，运送时采用干冰或低温冷藏运输。

（3）样本长期保存应记录剩余血清量和盒中位置，保存于－70 ℃以下冰箱。

（4）所有样本运输和保存应遵守国家相关生物安全规定。

4. 注意事项

（1）使用后的注射器和针头应放置于耐扎的容器中，最后集中高压消毒，在任何情况下均不应试图将针头重新盖帽。

（2）采血结束后脱掉手套并弃于耐高压的废弃袋中，以备集中高压灭菌，并立即用肥皂和水洗手。

（3）若发生针刺、皮肤破损或其他损伤，应立即用肥皂和水清洗伤口，不要立即止血。

（4）当血液污染了身体的任何地方或发生针刺等事故时，均应及时报告上级并按医疗救护规程进行评估和救护。

（二）核酸检测

多种逆转录聚合酶链反应方法可用于登革病毒核酸检测，包括一步法RT-PCR、实时荧光RT-PCR或套式RT-PCR等方法等。核酸检测可在1～2天内鉴别病毒RNA。在病人标本中检出病毒核酸，可确诊且能分型，可用于早期诊断，但核酸检测容易因污染而产生假阳性，因此要求严格分区操作。阴性结果不能排除登革热诊断，需采集第二份标本（发病5天后）开展血清学检测，进行确诊。

（三）抗原抗体检测

1. 抗原检测

NS1抗原检测可采用ELISA方法或快速检测试剂，可在几十分钟至数小时内完成检测，适于现场使用，是登革热急性期诊断的重要手段，在发病后 1 天即可检出，也有报道在发病后 18 天仍可在血标本中检出。目前该方法尚不能分型。由于 NS1 抗原检测方法的特异性，也可用于黄病毒感染的鉴别诊断。阴性结果不能排除登革热诊断，需采集第二份标本（发病 5 天后）开展血清学检测，进行确诊。

2. IgM 抗体检测

用于 IgM 抗体检测的捕获法 ELISA（MAC - ELISA）是最常用的检测方法，也有多种商业化快检试剂可用于 IgM 抗体检测，均不能用于血清分型检测。目前，检测试剂主要是检测病毒包膜蛋白特异性抗体，主要缺陷为与其他黄病毒存在交叉反应。标本中 IgM 抗体阳性，提示患者可能新近感染登革病毒，适用于登革热早期诊断，但单份标本不能确诊。一些登革病毒再次感染者，血标本中 IgM 抗体滴度低，甚至不能检出，影响 IgM 抗体诊断精确性。

3. IgG 抗体检测

可采用 ELISA、免疫荧光（immunofluorescence assay，IFA）、免疫层析等方法检测。登革病毒 IgG 抗体与其他黄病毒有交叉反应。IgG 抗体检测可以用来鉴定首次感染和再次感染，若急性期标本 IgG 抗体阴性，恢复期阳转，则可确定为首次感染；若患者恢复期血标本 IgG 抗体滴度较急性期（2 份标本间隔应不少于 7 天）呈 4 倍及以上升高，则可认为是再次感染。采集第二份标本进行确诊对于登革热防控具有重要意义，尤其是非流行区。

4. 中和抗体检测

空斑减少中和实验（plaque reduction and neutralization test，PRNT）和微量中和实验可用来检测血清中的中和抗体，是最特异的血清学检测方法，可以分型。需要生物安全二级实验室及必要的仪器设备，耗时长，需要数天，不适于快速诊断。患者恢复期血清中和抗体阳转或滴度较急性期呈 4 倍及以上升高可以确诊。

（四）分型分析

登革病毒有 4 个血清型，根据它们共有基因特定的序列，合成 1 对特异性引物和 1 条特异性的荧光双标记探针。该探针与登革病毒特有的共同基因特异性结合，结合部位位于引物结合区域内（表 3－1）。

表 3－1　引物及探针类型

引物	序列（5′－3′）	基因组位置	荧光标记	型特异性
Den-FP	GCATATTGACGCTGGGAGAGA	10611		
Den-RP	GGCGTTCTGTGCCTGGAAT	10683		通用
Den-PP	CAGAGATCCTGCTGTCTC	10642	FAM/MGB	
Den-1F	CAAAAGGAAGTCGTGCAATA	8973		
Den-1C	CTGAGTGAATTCTCTCTACTGAACC	9084		Ⅰ型
Den-1P	CATGTGGTTGGGAGCACGC	8998	FAM/BHQ-1	
Den-2F	CAGGTTATGGCACTGTCACGAT	1443		
Den-2C	CCATCTGCAGCAACACCATCTC	1518		Ⅱ型
Den-2P	CTCTCCGAGAACAGGCCTCGACTTCAA	1469	HEX/BHQ-1	
Den-3F	GGACTGGACACACGCACTCA	740		
Den-3C	CATGTCTCTACCTTCTCGACTTGTCT	813		Ⅲ型
Den-3P	ACCTGGATGTCGGCTGAAGGAGCTTG	762	德克萨斯红 BHQ-2	
Den-4F	TTGTCCTAATGATGCTGGTCG	904		
Den-4C	TCCACCTGAGACTCCTTCCA	992		Ⅳ型
Den-4P	TTCCTACTCCTACGCATCGCATTCCG	960	Cy5/BHQ-3	

1. 检测步骤

（1）病毒 RNA 的提取。

待检标本用 RNA 提取试剂提取病毒 RNA，按照试剂说明进行操作，制备模板 RNA。

（2）登革病毒 4 种血清型通用荧光 PCR 扩增。

用登革病毒通用引物和探针进行荧光 PCR 扩增。以 ABI 7500 荧光 PCR 仪为例，反应条件可根据使用的试剂说明进行调整，例如，42 ℃ 30 min，95 ℃ 10 min 后，进行 45 个循环的二步法 PCR，即 95 ℃ 15 s，62 ℃ 40 s，荧光信号的收集设置在每次循环的退火延伸时进行。

（3）登革病毒 4 种血清型分型荧光 PCR 扩增。

分别以登革病毒 4 种血清型特异的引物和探针进行荧光 PCR 扩增。以 ABI 7500 荧光 PCR 仪为例，反应条件可根据使用的试剂说明进行调整，例如，42 ℃ 30 min，95 ℃ 10 min 后，进行 45 个循环的二步法 PCR，即 95 ℃ 15 s，60 ℃ 60 s，荧光信号的收集设置在每次循环的退火延伸时进行。

2. 结果判断

以荧光 PCR 反应的前 3 ～ 15 个循环的荧光信号作为荧光本底信号，以本底信号标准差的 10 倍作为荧光阈值，标本扩增产生的荧光信号达到荧光阈值时所对应的循环数为 *Ct* 值，以 *Ct* 值小于 40、荧光信号数据线性化处理后对应循环数生成的曲线图呈“S”形的标本可判断为相应的登革病毒核酸检测阳性。

三、检测注意事项

（1）检测按照传染病实验管理规范和生物安全守则的规定操作，实验后按传染性废物处理。

（2）登革热的临床表现轻重不一，在非新疫区和流行区尤易误诊，应与麻疹、风疹、猩红热、流行性感冒、基孔肯雅热、寨卡病毒病相鉴别；重症登革热应与钩端螺旋体病、肾综合征出血热、恙虫病等相鉴别。

（3）患者的急性期和恢复期的血清抗体效价是登革诊断

的重要指标。若双份血清中抗体滴度4倍或4倍以上升高，即可确定为登革病毒感染。这种血清学诊断方法尤其适合登革病毒的初次感染，但对于二次登革感染或多种黄病毒感染，由于黄病毒“原始抗原痕迹”（original antigenic sin）交叉反应性抗体的存在，结果判定往往比较困难。因此，对于已接种日本脑炎疫苗、黄热疫苗等疫苗的感染者，血清学诊断的准确率更低。对于那些有自身免疫性疾病的患者，血清学诊断也易出现假阳性。

（4）PCR具有很高的敏感性，极微量的污染即可导致假阳性结果，因此，应防止标本间的交叉污染及扩增产物的污染。标本的处理和RNA的制备，PCR的扩增及其产物分析，均应在不同隔离区进行。

第二节　汉坦病毒

一、流行概况与特征

（一）分布

汉坦病毒（Hantavirus，HV）是人类重要的人畜共患病原之一，属于布尼亚病毒科（Bunyaviridae）汉坦病毒属（*Genus hantavirus*），是双层包膜分节段的单股负链RNA病毒，其直径约120 nm，外膜上存在纤维突。其基因组是由大（large）、中（medium）、小（small）等3种片段组成，分别编码RNA依赖的RNA聚合酶、糖蛋白前体（Gn和Gc）、核衣壳蛋白（NP）。人类感染HV可以引起肾综合征出血热（hemorrhagic fever with renal syndrome，HFRS），又分为流行性出血热（epidemic hemorrhagic fever，EHF）和汉坦病毒肺综合征（Hantavirus pulmonary syndrome，HPS）这2种自然疫源性疾病。疫源地遍布世界五大洲（欧洲、亚洲、美洲、非洲及大洋洲）

近70多个国家，主要分布于亚洲，其次为非洲和欧洲。全球每年报告病例数为15万～20万，中国大陆地区的HFRS疫情最严重，占全世界的70%～90%。截至目前，中国的31个省、自治区、直辖市均有病例报告。HFRS病情严重，临床上以发热、充血和肾损害为主要特征，病死率为0.1%～15%。HPS多发于美洲地区，我国尚无HPS的病例报告，临床表现为身体虚弱伴呼吸系统衰竭，病死率高达40%左右。

根据HV抗原结构的不同，至今国内外已经鉴定出40多种基因型/血清型，并证实可引起人类疾病的至少有22种，包括汉坦病毒（Hantaan virus，HTNV）、汉城病毒（Seoul virus，SEOV）、多布拉伐病毒（Dobrava virus，DOBV）、普马拉病毒（Puumala virus，PUUV）等。HTNV可分为H1～H9等9个亚型，SEOV有S1～S6等6个亚型，目前，基因型发生变异主要是H1～H9型，S型病毒已经趋于稳定。不同地区存在不同的HV亚型，且表现明显的地区聚集性，地理位置越相近，HV核苷酸序列的同源性越高。此外，HV还有较严格的宿主范围，每种血清型/基因型的病毒都有其特定的宿主。我国是以野栖的黑线姬鼠和家栖的褐家鼠为主要宿主，其携带的HV分别为汉坦病毒和汉城病毒。

HFRS为我国法定的乙类传染病，其发病呈现出一定的周期性，每5～10年出现1次流行高峰。疫情分布呈高度散发而又相对集中的特征，主要集中于浙江、江西、陕西、辽宁、黑龙江、山东及河北等地，这些地区病例占全国病例总数的80%以上。该病的流行区域已经逐渐从农村扩展到城市，例如北京、沈阳等大城市的发病率在增加。该病在我国全年均可发病，但呈明显的季节性特征，其流行季节与HV流行型别和宿主动物繁殖、活动有关。HTN型疫区的报告病例主要集中出现在秋冬季（10月至次年1月），SEO型疫区主要集中在春夏季（3—5月），混合型疫区HTN型和SEO型同时存在，发病呈双峰型。20世纪80年代以前，我国HFRS疫区主要以HTN型为主，随着交通工具的发展、城市扩建及生态环境的改变等，SEO型HFRS疫情向大中型城市蔓延，HTN型HFRS发病逐渐减少，单峰型疫区逐渐转换成以春峰或秋峰为主的双峰型疫区。

我国各种人群均有感染或发病的报告，但是也存在性别、年龄、职业的差异，主要与接触感染的机会有关。家鼠型和姬鼠型发病人群的分布明显不同。家鼠型HFRS发病的年龄、性别、职业呈较均衡的分布，分析原因可能是由于家鼠主要分布于居民区与周围环境，各种人群接触而造成感染的机会大致相同。而姬鼠型HFRS则在青壮年男性农民中发病最多，由于该人群长时间从事田间劳动，与宿主动物接触频繁。总体来说，男性发病率大于女性，16～60岁年龄组发病数占总发病例数的90%左右，职业以农民为主。

（二）流行环节

1. 宿主动物与传染源

HV有较严格的宿主范围，即一种型别的HV在一定地域范围内只感染一种宿主动物，但是也有多种宿主携带同一型别的现象，称为宿主“溢出”现象。宿主动物的数量、种类和分布不仅决定了其携带HV的型别、流行强度，还决定了病毒毒力、临床表现及严重程度。国内外的研究证实HV具有多宿主性，有200余种陆栖脊椎动物感染或者携带HV，我国共有73种，其中，哺乳纲61种、鸟纲8种、爬行纲2种、两栖纲2种。

根据不同的宿主动物可将HV分为4类：①鼠亚科（Murinae）相关病毒，如褐家鼠携带的SEOV和黑线姬鼠携带的HTNV，主要流行于欧亚大陆，其中的多种类型可引起HFRS；②田鼠亚科（Arvicaline或Microtinae）相关病毒，如棕背䶄携带的普马拉病毒（PUUV）和东方田鼠携带的哈巴罗夫斯克病毒（Khabarovsk virus，KBRV），主要分布于亚洲和欧洲，可以引起 HFRS；③棉鼠亚科（Sigmodontinae）相关病毒，如鹿鼠携带的辛诺柏病毒（Sin Nomber virus，SNV）和长尾小啸鼠携带的安第斯病毒（Andes virus，ANDV），主要分布于北美洲、南美洲等地，可引起汉坦病毒肺综合征（Hantavirus pulmonary syndrome，HPS）；④食虫目（Insectivora）相关病毒，如大臭鼩携带的索托帕亚病毒（Thottapalaym virus，TPMV），分布于全球，许多种类的病毒的致病性至今未知。目前，我国发现的 HV 感染病例主要是由鼠亚科相关的 HTNV 和 SEOV 引起的 HFRS 病例。

2. 传播途径

HFRS 经多种途径传播，可将其概括为 3 类 5 种。

（1）动物源性传播。研究表明，在 HV 感染宿主体内病毒可以持续感染数天乃至数月，并连续不断地向体外排出毒素，其分泌物及排泄物排出体外后仍具有传染性。因此，动物源性传播为主要传播途径。目前，公认有 3 种途径可感染人体。一是呼吸道感染。人类吸入由 HV 宿主动物的排出物所形成的气溶胶而感染。二是接触感染。接触感染的宿主动物或其产生的排出物后，通过破损的黏膜、皮肤感染。三是消化道感染。食用被病毒宿主动物的分泌物或排泄物污染的食物，通过口腔、胃肠黏膜感染。

（2）垂直传播。患病的孕妇或鼠经胎盘传给胎儿。

（3）虫媒传播。研究发现，相同疫区的人与螨、鼠中分离出的 HV 抗原性具有一致性，表明老鼠体表寄生的螨可通过叮咬人体造成 HFRS 的传播。当前，人类被认为是 HV 的终端宿主，但是安第斯病毒是唯一有人传人报道的 HV，它可以经无症状的带毒者传播。

3. 人群易感性

人群对 HV 普遍易感，但经研究发现，多数 HV 感染为隐性感染，仅有少数可引起发病。不同疫区的不同型别的健康人群隐性感染的水平不同，混合疫区及姬鼠型疫区男性感染率高于女性，可能与男性常从事野外工作接触到此型 HV 的概率较大有关；而家鼠型疫区女性的感染率常高于男性高，分析原因可能与家鼠型疫区女性常从事家务活动有关。一般来说，高发地区 HV 的隐性感染率常高于非发病地区和低发地区。与患者常接触人群的隐性感染率则高于一般人群。HFRS 发病后可获得牢固而持久的免疫力，很少出现二次发病。病后所获得抗体持续的时间长短不一，姬鼠型 HFRS 病后抗体持续的时间通常较家鼠型长。

二、主要检测方法

（一）样本采集

临床标本的全血、血清、血浆、体液、组织液等，适用于病毒分离，抗原和抗体及病毒核酸检测；组织标本适用于病毒分离、抗原、抗体、免疫组化等检测。最常采集的标本种类为病人血液标本以及宿主动物鼠血和鼠肺标本。

无菌采集病人静脉血 5 mL，宿主动物股动脉放血 5 mL 至灭菌的 15 mL 离心管中，以 1000 r/min 离心 10 min，用于分离血清。血清分离前，血标本应保存在 4 ～ 8 ℃，最多不能超过 24 h。注意，全血不能冻。

无菌采集鼠双肺，放入灭菌的 5 mL 螺口塑料管中，置于 －70 ℃ 或以下冰箱保存备用。

（二）核酸检测

目前，HV 的核酸检测主要是采用 RT-PCR 及其相关的衍生技术实现的。传统 RT-PCR 技术具有简便、快速的特点，可针对 HV 核酸的 S、L 保守区设计特异性引物进行 HV 检测，而针对 M 变异片段设计引物可进行 HV 分型，甚至发现新亚型。但是，RT-PCR 技术在操作中易产生交叉污染，且用凝胶成像仪判断结果，敏感度不高，不能用于病毒 RNA 含量低的样本检测。实时荧光定量 PCR 检测方法具有灵敏、特异、快速、可以进行定量分析的特点，是目前快速病原学检测的金标准，主要分为探针法和染料法。

此外，还可用 7 种不同 HV 的 L 基因组氨基酸序列设计 HV 通用引物，采用一致简并杂合寡核苷酸引物（consensus degenerate hybrid oligonucleotide primers，CODEHOP）RT-PCR 法快速检测 HV 群，此法特异度高、灵敏度强，适用于临床和现场病原体快速筛查。

（三）抗原抗体检测

血清学检测主要有 ELISA、免疫印迹试验（Western blotting）、IFA、HI、流式细胞技术（flow cytometry，FCM）等。由于免疫球蛋白较稳定，不易被灭活，因此血清学试验更适用于检测保存不佳的标本。HV 在人和动物血清中易发生交叉反应，故血清学检测常用于疾病的诊断，而不用于 HV 的分型。HV 感染后，血清中 IgM 抗体出现较早，发热 1～2 天即可检出，故 IgM 抗体多用于急性感染的诊断，特别是二次感染的诊断；IgG 抗体在体内长期存在且应答易出现延迟，因此多用于流行病学调查。目前，运用最广泛的是 IgM 抗体捕获 ELISA 法（MacELISA）和间接 ELISA 法，分别用于检测 HV IgM 和 IgG 抗体；此外，也可用 IFA 检测双份血清 IgG 抗体，虽然 IFA 操作简单，但结果判断受主因素的影响，定量不够准确。免疫胶体金（immune colloidal gold technique，GICT）/免疫层析测定（immunochromatographic assay）近年也已用于被感染者血清抗 HV IgM 和 IgG 抗体或啮齿类动物 IgG 抗体的检测，其优点是可以在 5 min 内获得检测结果。针对汉坦病毒核衣壳蛋白的免疫印迹检测以及针对病毒囊膜糖蛋白的中和抗体检测也已研发，但临床少有应用。

近几年还出现了运用流式细胞术检测感染细胞内 HV 抗原的

方法。FCM 具有直观准确、快速简捷、灵敏度高、特异度强、可自动化检测等优点，在病毒的检测方面有很大的发展潜力。

（四）分型分析

不同型别汉坦病毒感染的分型检测主要依赖中和抗体的检测、RT-PCR 方法以及病毒 RNA 序列的测定。HV 基因组 S 片段较为保守，M 片段 G1 区在不同型中差异较大，可根据 S 和 M 片段的核苷酸序列分别设计属特异性引物和各基因型特异性引物进行 RT-PCR 或巢氏 – PCR（Nest-PCR）用于 HV 的检测和分型。

近年也开发了基于 NP 蛋白的 ELISA 血清学分型检测技术。有研究组基于重组 NP 蛋白建立了引起 HFRS 的 HTNV、SEOV 和 DOBV 以及引起 HPS 的辛诺柏病毒、安第斯病毒等多种 HV 的 ELISA 血清学分型方法。

三、检测注意事项

（1）严格执行《流行性出血热防治手册》（卫生部疾病控制司）中附录 6 的“流行性出血热实验室安全工作制度及安全操作规程”。

（2）所有实验室操作应该按照《实验室生物安全通用要求》（GB 19489—2008）国家标准、《中华人民共和国传染病防治法》、中华人民共和国卫生行业标准《微生物和生物医学实验室生物安全通用准则》（WS 233—2002）相关条例的规定进行。

（3）标本采集生物安全操作规程。宿主动物鼠肺标本采集时要严格执行生物安全防护要求，必须穿好防护鞋套、隔离衣、帽子、眼罩、20 ～ 24 层纱布口罩或 N95 口罩、双层手套。全血离心应当用密闭的离心机，离心管应在二级生物安全柜内打开，然后分离血清。血清检测前 56 ℃灭活 30 min。所有操作都应该避免产生气溶胶，任何可能产生气溶胶的操作均应在生物安全柜内进行。

第三节　黄热病毒

一、流行概况与特征

（一）分布

黄热病在非洲和美洲流行了几个世纪。人类记载的第一次黄热病流行发生在1648年墨西哥的尤卡坦半岛，一般认为黄热病起源于非洲，后经由西非传入南美洲。

据WHO统计数据，黄热病目前主要在47个（包括非洲34个以及中美洲和南美洲13个）国家的全国范围或部分地区流行。每年约90%报告发生在撒哈拉以南非洲。在无黄热病流行的国家/地区中有少量输入性病例。2016年，在罗安达（安哥拉）和金沙萨（刚果民主共和国）两地发生了2次相关的黄热病城市疫情，并从安哥拉向包括中国在内的其他国家进行国际蔓延。

我国首例黄热病输入性病例于2016年3月12日经实验室检测确诊，目前已有数例输入病例报告，但尚未发生本地传播。

该病在流行地区全年均可发生，蚊媒活跃季节高发。在南美洲和非洲，每年3—4月病例较多。

（二）流行环节

黄热病毒是一种黄病毒属虫媒病毒，通过伊蚊属和嗜血蚊属的蚊子传播。蚊媒通过叮咬黄热病毒感染的人或动物而被感染，再通过叮咬的方式将病毒传播。蚊媒吮吸病人或病猴血后经9～12天即具有传染性，可终生携带病毒。病毒可经卵传递。

黄热病是典型的自然疫源性疾病，主要有3条传播链。

（1）城市型黄热病。

以人—蚊媒—人的方式循环。如果受感染的人把病毒带入人口稠密、有伊蚊生存繁殖且人群免疫覆盖率较低的地区，该地区伊蚊叮咬感染者后再叮咬健康人，就可导致人群感染。目前，黄热病主要通过这种方式导致人群中的暴发流行。实验室研究表明，白蚊伊蚊也可能具备传播能力。黄热病不能通过人与人之间的接触传播。

（2）森林型（或丛林型）黄热病。

以非人灵长类—蚊媒—非人灵长类的方式循环，疫情发生的周期性间隔为 3 ～7 年不等。在热带雨林中，猴子是黄热病的主要宿主，伊蚊属和嗜血蚊属的野生蚊子通过叮咬在猴子之间传播病毒。人类因进入丛林被受感染的蚊媒叮咬而发生感染。

（3）丛林和城市交叉流行的中间型黄热病。

在这类传播中，半家居环境中的蚊子（在野外和房屋四周都能繁殖）感染猴子和人。人与受感染蚊子之间的更多接触导致病毒传播增加，并且一个地区中的许多独立村庄可能同时发生疫情。这类疫情在非洲最为常见。

二、主要检测方法

（一）样本采集、保存和运输

1. 病例样本采集

对于怀疑感染黄热病毒的患者，要尽早采集血液、尿液和唾液样本。

（1）血液样本采集办法。

用无菌真空干燥管，采集患者非抗凝血 5 mL，及时分离血清，分装 2 管，保存于带螺旋盖、内有垫圈的冻存管内，标记清楚后低温保存，其中的 1 管用于本地生物安全二级实验室检测，1 管用于上级疾病预防控制机构复核。对病例应尽可能采集双份血液样本，2 份标本之间相隔 14 天为宜，住院病例可于入院当天和出院前 1 天各采集 1 份。

（2）尿液样本的采集方法。

采集尿液样本 10 mL，分装 2 管，各 5 mL，保存至无菌 15 mL 离心管。

（3）唾液样本的采集方法。

将唾液吐入 50 mL 塑料尖底离心管中，分装 2 管，每份 1 mL，保存于带螺旋盖、内有垫圈的冻存管内。

2. 蚊媒样本采集

疫点内采集的伊蚊成蚊及幼虫，分类鉴定后，填写媒介样本采集信息表，按照采集地点分装，每管 10 ～20 只。

3. 样本保存、运输

如样本能够在 24 h 内开展实验室检测，应将样本置于 2 ～8 ℃保存；不能及时检测的样本应尽快置于 −70 ℃以下保存。

样本运送时采用低温冷藏运输，避免冻融，样本运输应遵守国家关于一类病原体的相关生物安全规定。

（二）病原学检测

黄热病的常用检测方法包括病毒核酸检测、抗体检测（IgM、IgG 及中和抗体等）和病毒分离等。黄热病毒与黄病毒属其他病毒具有较强的血清学交叉反应，易产生假阳性。

病原学检测主要适用于急性期血液样本，一般认为发病 5 天 内检测阳性率高。

1. 核酸检测

荧光定量 RT-PCR 是目前早期诊断黄热病的主要检测手段。可采用中国疾病预防控制中心病毒病所发放的荧光定量 PCR 试剂或其他商品化试剂盒进行检测。

2. 病毒分离

发病后 4 天内病毒分离成功率高，但有发病 14 天后在死亡病例肝组织中成功分离病毒的报告。将样本接种于 Vero 等细胞进行分离培养，用免疫荧光法或检测核酸的方法鉴定病毒。

3. 抗原抗体检测

黄热病毒抗体与登革病毒、寨卡病毒和西尼罗病毒等黄病毒有较强的血清学交叉反应，易产生假阳性。同时，结果判定时还应考虑是否曾接种黄热病疫苗。

1）血清特异性 IgM 抗体。

发病 1 周内可检出病毒特异性 IgM 抗体，第 2 周抗体水平达到峰值，1～2 个月后下降，IgM 抗体可在患者体内持续数年。黄热病毒 IgM 抗体与登革病毒、西尼罗病毒等黄病毒有较强的血清学交叉反应，易产生假阳性。常用 IgM 抗体捕获法 ELISA 进行检测。IgM 抗体阳性，如近期未接种黄热病疫苗，提示患者可能新近感染黄热病毒。

2）血清特异性 IgG 抗体。

发病 1 周后可检出病毒特异性 IgG 抗体，持续时间可达数年甚至终生。可采用 ELISA、免疫荧光等方法检测。患者恢复期血清 IgG 抗体阳转或滴度较急性期呈 4 倍及以上升高，且排除登革、乙脑等其他常见黄病毒感染，可以确诊。

3）中和抗体。

中和性抗体多出现于发病 1 周以后。采用空斑减少中和实验（PRNT）测定中和抗体的特异性较好。患者恢复期血清中和抗体阳转或滴度较急性期呈 4 倍及以上升高，排除其他黄病毒感染后可以确诊。

4）其他临床样本检测。

尿液和唾液样本可用血清病毒 RNA 提取试剂盒及核酸特异性检测试剂进行检测，结果判定同血清样本，也可开展特异性抗体的检测。患者肝脏等组织样本可采用免疫组化的方法检测病毒抗原，或研磨后进行病毒特异性核酸检测和病毒分离。

5）媒介样本检测。

（1）标本处理。

将分类后的伊蚊成蚊或幼虫，按照采集地点，每10～20只为1份进行研磨处理。

（2）病毒核酸检测。

用RT-PCR的方法进行黄热病毒核酸检测。

（3）病毒分离。

病毒核酸阳性的样本进行病毒分离。

（三）分型分析

黄热病毒只有1个血清型。

系统发育研究已经确定了黄热病毒的7种主要基因型，包括5种非洲型和2种南美洲型。5种非洲的基因型（安哥拉型、东非型、东非/中非型、西非Ⅰ型、西非Ⅱ型）在核苷酸水平上相差10%～23%。南美洲型（基因型Ⅰ、基因型Ⅱ）与非洲型在核苷酸水平相差最高达16%，2种南美洲型间相差大约5%。检测过程中必要时可进行核酸序列分析。

三、检测注意事项

（1）黄热病毒在我国归属于一类病原体。病毒分离、培养等涉及活病毒的操作必须在生物安全三级实验室进行；未经培养的感染材料的操作在生物安全二级实验室进行，如有负压生物安全二级实验室，建议在负压实验室操作；灭活材料和无感染性材料可以在生物安全一级实验室操作。活病毒的动物实验必须在动物生物安全三级实验室进行。

所有操作应严格按照《病原微生物实验室生物安全管理条例》等相关规定要求进行，从事黄热病毒相关材料实验室操作的人员应根据暴露风险评估结果。由于感染黄热病毒后死亡率高，而目前暂无特异性抗病毒治疗药物，因此建议参与检测的实验室工作人员必要时接种黄热病疫苗。

（2）参与检测的实验室工作人员应均经过生物安全培训，

具有参与其他高致病性病原生物样本检测或运输的经历，具有识别风险并采取有效防控措施的能力。检测过程中应注意有效的个体防护措施，如穿戴防护服、N95 口罩、面屏、帽子、双层医用乳胶手套、鞋套等。检测过程中应对意外事件（如样本溢撒、管壁破裂等）进行规范应急处置措施。

（3）由于黄热病在我国现属于新发传染病，阳性样本较为宝贵，因此应对阳性样本进行分装保藏以避免反复冻融对样本质量造成影响。

（4）黄热病的症状与登革病毒、寨卡病毒感染引起的症状难以区分，且黄热病毒与登革病毒、寨卡病毒常在同一区域内流行，黄热病毒可与黄病毒属其他病毒如登革病毒、寨卡病毒、西尼罗病毒等产生血清学交叉反应，血清学检测易产生假阳性。

（5）95%的黄热病疫苗接种者在 10 天内可产生保护性的中和抗体，有报道 1 次注射后保护性抗体水平最长可持续 35 年。在进行血清学抗体检测时应结合患者接种史等进行结果判定。

第四节　基孔肯雅病毒

一、流行概况与特征

基孔肯雅病毒（Chikungunya virus，CHIKV）属于披膜病毒科（Togaviridae family）的甲病毒属（*Alphavirus*），是主要由伊蚊传播的球形包膜单股正链 RNA 病毒，基因组大小约为 12 kb，含 4 种非结构蛋白（NSP1，NSP2，NSP3 和 NSP4）和 5 种结构蛋白（C，E3，E2，6K 和 E1）。CHIKV 感染可引起基孔肯雅热（Chikungunya fever），主要表现为突发高热（39～40 ℃）、斑丘疹和持续性关节疼痛，并伴有高病毒血症和抗原血症。新生儿可在围产期通过垂直传播感染 CHIKV，患病率高达 50%，主要表现为神经系统症状和出血综合征，有些新生儿还会出现坏死性小肠结肠炎、血流动力学紊乱、心室功能不全和冠状动脉扩张等并发症。

（一）分布

CHIKV 于 1953 年首次在坦桑尼亚南部省份分离，目前主要分为 4 个基因型：西非（WA）型、亚洲型、东中南非（ECSA）型以及印度洋（IOL）型。最初 CHIKV 因疫情暴发范围较为局限，临床症状轻微而被忽视，近年来，在非洲、东南亚及拉丁美洲等 100 多个国家和地区均有 CHIKV 流行，造成数百万人感染，已成为全球主要的公共卫生问题。

1. WA 基因型

WA 基因型主要局限于西非地区，由塞内加尔和尼日利亚的分离株组成。据报道，20 世纪 60—80 年代，WA 基因型曾在贝宁、几内亚、塞内加尔、尼日利亚出现过零星和流行病例。

2. ECSA 基因型

ECSA 基因型起源于非洲，1952 年，在坦桑尼亚地区首次出现，迄今为止发生过许多流行。2006 年，喀麦隆、加蓬首都利伯维尔暴发疫情。2012 年 7 月，不丹暴发疫情；2014 年，在巴西首次发现了 ECSA 基因型的本土传播，病毒来源于安哥拉的一个旅行者，随后扩散到该国的多个地区。

3. 亚洲基因型

系统发育证据表明亚洲基因型在 1879—1927 年来源于 ECSA 基因型。最早是 1954 年在菲律宾明确 CHIKV 引起疾病。1960 年，在泰国曼谷出现了首次城市暴发，发现埃及伊蚊在 CHIKV 城市传播中具有重要作用。1961 年，在柬埔寨发现 CHIKV，之后在缅甸、越南、斯里兰卡和印度尼西亚均有流行。2013 年 10 月，圣马丁岛发生了由亚洲型引起的暴发，这是首次在西半球发现 CHIKV。1 年之内病毒迅速传播，波及 26 个岛屿和 14 个国家。2014 年 3 月，法属西印度群岛、南美洲法属圭亚那以及加勒比海的 9 个加勒比群岛报告的病例超过 15000 例。2014 年 7 月，美国出现 CHIKV 暴发，随后，在太平洋地区的汤加、萨摩亚、美属萨摩亚、托克劳、法属波利尼西亚（2014 年）及基里巴斯和库克群岛（2015 年）均出现过暴发。

4. IOL 基因型

2004 年，非洲东部肯尼亚沿海的拉穆岛暴发疫情，并于 2004 年 7 月达到顶峰。8 个月后，在坦桑尼亚海岸附近的科摩罗岛上发生 CHIKV 流行，系统发育分析表明，此次科摩罗暴发只是拉穆岛暴发的延伸。2005 年，印度洋西部的留尼汪岛上发生了严重的 CHIKV 疫情，这是埃及伊蚊密度非常低的岛屿。随后病毒于 2006 年传播到印度 13 个不同的州，之后扩散到东南亚和意大利北部。2010 年，在法国南部、我国广东省的东莞和阳江两地均报告了 CHIKV 病例。2016 年，巴基斯坦暴发疫情。2017 年，在孟加拉国出现 CHIKV 的流行。

（二）流行环节

1. 传染源

人和非人灵长类动物是 CHIKV 的主要宿主。急性期患者、隐性感染者和感染病毒的非人灵长类动物是本病的主要传染源。

（1）患者。CHIKV 急性期患者是主要传染源。人患该病时，在出现症状后 1 ～5 天内可产生高滴度病毒血症，有较强的传染性。

（2）隐性感染者。隐性感染者是 CHIKV 的重要传染源。

（3）非人灵长类动物。在丛林型疫源地内，非人灵长类动物亦为本病的主要传染源。已证实非洲绿猴、狒狒、红尾猴、黑猩猩、长臂猿、猕猴和蝙蝠可自然或实验感染 CHIKV，并能产生病毒血症。

2. 传播途径

CHIKV 主要通过感染病毒的伊蚊叮咬而传播，埃及伊蚊和白纹伊蚊是主要的传播媒介。雌性伊蚊叮咬病毒血症期的人后感染 CHIKV，病毒在蚊唾液腺细胞内大量增殖，经 2 ～ 10 天的外潜伏期后，随着再次吸血，将病毒传播给易感者。实验室内可能通过气溶胶传播，尚无直接人传人的报道。

3. 人群易感性

未曾暴露于 CHIKV 的人群普遍易感，感染后可表现为显性感染或隐性感染。一般认为，人感染 CHIKV 后，可产生持久免疫力，不会再次感染。

4. 传播媒介

埃及伊蚊和白纹伊蚊是 CHIKV 的主要传播媒介。埃及伊蚊与白纹伊蚊主要孳生在室内或房屋周边较为洁净的容器积水中，一般在白天叮咬人，活动高峰在日出后 2 h 和日落前 2 h。伊蚊在叮咬病毒血症期的人或动物后，病毒在蚊虫体内繁殖并到达唾液腺内增殖，经 2 ～ 10 天的外潜伏期再传播病毒。病毒在蚊体内存活时间较长，甚至终生具有传染性。

二、主要检测方法

（一）样本采集

1. 血清的采集

（1）急性期血清。无菌采集静脉血 2 ～ 5 mL（非抗凝血），一般情况下，发病后 2 日内血清可用于病毒分离，5 日内血清可用于核酸检测和血清学检测。

（2）恢复期血清。无菌采集静脉血 2 ～ 5 mL（非抗凝血），与急性期血清采集间隔时间为 2 ～ 3 周。

（3）血清的保存。采血后低温保存并尽快运送至实验室，不能及时检测的血清可置于 −70 ℃保存，在此期间避免反复冻融。

2. 伊蚊的采集

在本病暴发或流行期间，可采集伊蚊成蚊或幼虫，用于病原学检测。

（二）病原学检查

1. 病毒分离

CHIKV 可感染蚊源 C6/C36 细胞以及非洲绿猴肾细胞（Vero）和金黄地鼠肾细胞（BHK21）等哺乳动物细胞，并引起细胞病变效应（CPE）。采集发病 2 天内患者血清标本，用敏感细胞进行病毒分离，细胞培养分离物可用特异性免疫荧光试验或特异性核酸扩增试验鉴定是否存在 CHIKV。

2. 核酸检测

采用 RT-PCR 和实时 PCR 等核酸扩增方法检测。一般发病后 4 天内在多数患者的血清中可检测到病毒核酸。从病人血清标本中检测到 CHIKV 核酸，表示存在病毒感染，可作为病例确诊的依据。PCR 产物还可用于核酸序列分析。

（三）抗体检测

1. 血清特异性 IgM 抗体

（1）原理。首先用抗人 IgM μ 链抗体（捕获抗体）包被 96 孔板，若待检血清中存在 CHIKV 抗 IgM 抗体，则与包被的捕获抗体结合，然后再与 CHIKV 抗原结合，最后与加入酶标抗 CHIKV 抗体结合，酶与显色底物相互作用就会出现显色反应。

（2）方法。IgM 抗体捕获酶联吸附试验。

（3）意义。一般情况下，发病后第 1 天出现 IgM 抗体，第 5 天多数患者呈阳性。病人血清标本中 CHIKV IgM 抗体阳性，表示病人新近感染 CHIKV，可作为病例诊断的依据。

2. 血清特异性 IgG 抗体

（1）原理。先用待检血清中的特异抗体（第一抗体）与固定在玻片上的 CHIKV 抗原反应，如果血清中存在 CHIKV 特异性 IgM 和 IgG 抗体，就会与荧光标记的抗人 IgM 和 IgG 抗体（第二抗体）结合，荧光显微镜下可见有特异荧光。

（2）方法。间接免疫荧光抗体测定（IFA）。

（3）意义。一般情况下，发病后第 2 天出现 IgG 抗体，第 5 天多数患者呈阳性。恢复期血清 IgG 抗体阳转，或 IgG 抗体滴度较急性期有 4 倍及以上增高，均表示病人近期感染了 CHIKV，可作为病例确诊的依据。

3. 血清中和抗体

（1）原理。血清中 CHIKV 中和抗体可阻断病毒吸附细胞，而未被中和的病毒仍具有感染细胞的能力，可导致单层细胞病变、脱落等，形成一个局限性的变性细胞区，该区称为蚀斑。在单层细胞上覆盖含有活性染料的营养琼脂可指示蚀斑的多少。“蚀斑”是感染了病毒的细胞，病变死亡后无法被染料染上颜色，形成空斑，而未感染病毒的细胞可被活性染料着色，通过颜色的对比可判定蚀斑量。检测血清的中和抗体时，需用已知蚀斑滴定度的参考毒株与待检血清反应，蚀斑数减少表示血清有中和活性，中和反应后能引起 50% 蚀斑减少的血清稀释度的倒数即为蚀斑减少中和抗体的滴度。

（2）方法。蚀斑减少中和试验。

（3）意义。恢复期血清抗体滴度比急性期升高 4 倍或 4 倍 以上或抗体阳转，表示病人近期感染了 CHIKV，可作为病例确诊的依据。

（四）分型分析

CHIKV 目前主要分为 4 个基因型：西非（WA）型、亚洲型、东中南非（ECSA）型以及印度洋（IOL）型。核酸进行 PCR 扩增后，将特异性条带测序，同时构建进化树分析所属型别。

三、检测注意事项

（1）按照我国卫生部《人间传染的病原微生物名录》的规定，CHIKV 的危害程度属于第二类病原微生物，血清和伊蚊标本应采用 A 类包装（编号：UN 2814），干冰运输。

（2）按照我国卫生部《人间传染的病原微生物名录》的规定，CHIKV 的病毒分离和蚀斑减少中和试验应该在生物安全三级实验室中进行，灭活血清、伊蚊冻存标本的核酸和血清学检测可在生物安全二级实验室中进行。

（3）在病毒分离过程中应注意：CHIKV 不耐酸、不耐热，56 ℃下加热 30 min 即可灭活；其对理化因素的抵抗力也较弱，70% 乙醇、1% 次氯酸钠、脂溶剂、过氧乙酸等消毒剂及紫外照射均可杀灭病毒。

（4）实验过程中应注意无菌操作，避免污染。

第五节　流行性乙型脑炎病毒

一、流行概况与特征

（一）分布

流行性乙型脑炎病毒（epidemic type B encephalitis virus）简称乙脑病毒。1935 年，日本学者首先从脑炎死亡患者的脑组织中分离到该病毒，故国际上称为日本脑炎病毒（Japanese encephalitis virus，JEV）。流行性乙型脑炎是由乙脑病毒经蚊子传播而引起的一种严重的中枢神经系统、人畜共患的自然疫源性疾病，在人或动物间传播。

乙脑病毒为黄病毒科黄病毒属成员，病毒的形态结构、基因组特征、蛋白合成及加工等与黄热病病毒、登革病毒和森林脑炎病毒等其他黄病毒高度相似。病毒颗粒呈球形，直径为

45～50 nm，核衣壳呈二十面立体对称，有包膜，包膜上含有糖蛋白刺突。乙脑主要在亚洲的热带和亚热带国家和地区流行。乙脑是中国分布最广、发病最多、危害最大的虫媒病毒病，除新疆维吾尔自治区、西藏自治区和青海省外，均有乙脑病例发生。乙脑的流行与蚊虫的密度有关，在热带地区，蚊虫一年四季均可繁殖，故全年均可发生流行或散发流行。在亚热带和温带地区则有明显的季节性，流行季节与蚊子密度的高峰期一致，以夏、秋季流行为主。

1. 地区分布

乙脑流行地区广泛，在热带、亚热带、温带和中温带地区均有发病，主要分布于亚洲及西太平洋地区，北起俄罗斯西伯利亚、日本北海道，南到澳大利亚，西到印度西海岸，东到美国关岛，流行区域呈明显扩大趋势，以中国、印度和东南亚地区流行较为严重。在我国，疫区分布在兰州—长春连线以南的广大地区，仅东北北部、青海、新疆及西藏等地未见本病报告，其他各省、自治区、直辖市均有乙脑发生或不同程度流行。其流行的程度与当地的地理、气候条件有密切关系。平原发病高于山丘，郊区比市区高，农村高于城市。

2. 季节分布

本病有严格的季节性，80%～90%病例集中在7—9月内。但随地理环境的不同，流行季节略有上下，华南地区的流行高峰在6—7月，华北地区为7—8月，而东北地区为8—9月，均与蚊虫密度曲线相一致。气温和雨量与乙脑的流行也密切相关。

3. 人群分布

老少均可发病，10岁以下儿童占发病总数的80%以上，乙脑呈高度散发性。

（二）流行环节

流行环节主要包括传染源、传播途径和易感人群等3个环节。

1. 传染源

乙脑的传染源是受感染的动物和人，其中，猪是导致人感染最主要的传染源，其次为家鼠、猴、马、牛、羊、兔、田鼠、仓鼠、鸡、鸭及鸟类等。猪作为主要传染源，是由于猪的乙脑感染率高，与人的关系密切，且多种蚊虫有兼吸猪血和人血的习性，因此，是乙脑病毒最主要的扩散宿主和传染源。

2. 传播途径

乙脑病毒的主要传播媒介是三带喙库蚊，此外，白纹伊蚊、二带喙库蚊、雪背库纹、中华按蚊等亦可带毒。除蚊子外，在蠛蠓、尖蠓及库蠓中也分离到乙脑病毒，因此，这些昆虫也可能是乙脑病毒的传播媒介。蚊子吸血后，病毒先在其肠上皮细胞中增殖，然后进入血液并移行至唾液腺，通过叮咬猪、牛、羊、马等家畜或禽类等易感动物而传播。受感染的蚊子可带毒越冬并且病毒可经卵传代，因此，蚊子既是传播媒介又是重要的储存宿主。病毒通过蚊子在蚊—猪—蚊等动物中不断循环，其间若带毒蚊子叮咬人类，则可引起人类感染。

3. 易感人群

人群对乙脑病毒普遍易感，但感染后多表现为隐性感染及顿挫感染，显性感染与隐性感染的比约为 1：300。由于成人多由隐性感染获得可免疫力，因此，以 10 岁以下的儿童发病者居多，尤以 2 ～9 岁年龄组发病率较高。近年来，由于在儿童中普遍接种疫苗，故成年人和老年人的发病率相对增高。

二、主要检测方法

（一）样本采集

病毒检测成功与否很大程度上取决于采集标本的类型、时间、质量、保存、运输与标本处理等环节。根据患者感染虫媒传染病的类型，采集对应的标本。

1. 血液

在流行的早期和发病的早期（即病毒血症阶段），无菌操作采集 2～10 mL 静脉血，不加抗凝剂。尽可能使用带有螺纹帽的试管或玻璃瓶，并用封口膜或其他材料将螺纹帽边缘密封，以防止运输过程中标本泄漏。将采集的血液置室温 1 h 后，4 ℃下放置 2 h，凝固血液。室温下以 3000 r/min 离心，用无菌吸管吸出血清，装入无菌小管中，－80 ℃下保存备用，注意污染的血清需做无菌处理。还可在患者急性期和恢复期采集血样，但需注意采集时间，对于采集患者的急性期血样，最迟不晚于发病后 7 天；而对于患者恢复期血样，则应在发病后 3～4 周采集。分离后的血清应保存在低温条件下并在 24 h 内运送至实验室，血清标本可在 4 ℃存放 1 周，若长期保存应置－20 ℃或以下。

2. 脑脊液

在流行的早期和发病的早期（即病毒血症阶段），无菌操作采集脑脊液，脑脊液的分离率低于血液，不适用于诊断。

3. 组织标本

采取脑组织（选大脑皮层、脑干、中脑、海马回及脑桥）数小块放于灭菌玻璃瓶，置冰箱内在患者死亡 3 h 内尽快送检。脑组织不能立即送检者，应置于－30～－25 ℃冰箱，或加入 50% 甘油生理盐水，在 4 ℃条件下保存等待送检。

（二）核酸检测

1. 提取病毒 RNA

使用 RNA 提取试剂盒或者 Trizol 提取患者血清、脑脊液、组织标本的 RNA。

2. 实时荧光 RT-PCR

根据商品化的乙脑病毒核酸实时荧光 RT-PCR 检测试剂盒，对提出的 RNA 进行 RT-PCR，实现病毒核酸检验。

（三）抗原抗体检测

1. 血清学检测

病毒血清学检测方法中最常见为 ELISA。乙脑病毒特异性 IgM 抗体一般在感染后 4 天开始出现，2～3 周达到高峰，采用 IgM 抗体捕获的 ELISA 法检测患者血清或脑脊液中特异性 IgM 抗体，阳性率可达 90% 以上，因此，可用于早期快速诊断。乙脑病毒特异性 IgG 抗体检测通常需检测急性期和恢复期双份血清，当恢复期血清抗体效价比急性期升高 4 倍或 4 倍以上时，才有诊断价值。

2. 病毒抗原检测

可用免疫荧光或 ELISA 技术检测发病初期患者血液或脑脊液中的乙脑病毒抗原，阳性结果对早期诊断有重要意义。

（四）分型分析

乙型脑炎病毒只有 1 个血清型。在同一地区不同年代的分离株之间未发现明显的抗原性变异，不同地区不同时间的分离株之间也无明显差异。根据 E 基因全序列的同源性，可将乙脑病毒分为 5 个基因型（Ⅰ、Ⅱ、Ⅲ、Ⅳ和Ⅴ），各基因型的分布有一定的区域性。

三、检测注意事项

试剂盒使用前各试剂应平衡至室温，使用前应摇匀，使用后放回 2～8 ℃。不同品种、不同批号试剂盒的试剂组分不得混用，使用试剂时应防止试剂污染。底物和终止液对皮肤和眼可能有刺激性，使用时应该注意防护。TMB（底物）不要暴露于强光和避免接触氧化剂。检测板拆封后应避免受潮或沾水（未用完的抗原包被板加干燥剂放于自封袋中，并尽快置于 2～8 ℃）。所有废弃物在丢弃之前应合理处理以免污染。严格遵守操作说明可以获得理想的结果。操作过程中移液、定时和洗涤等的全部过程必须精确。血清或脑脊液稀释为一次性用品，不得重复使用。

第六节 发热伴血小板减少综合征布尼亚病毒

一、流行概况与特征

根据国际病毒分类委员会（International Committee on Taxonomy of Viruses，ICTV）于2017年3月在线发布的最新的病毒分类第十次报告，发热伴血小板减少综合征布尼亚病毒（severe fever with thrombocytopenia syndrome virus，SFTSV）属于布尼亚病毒目（Bunyavirales）白纤病毒科（Phenuiviridae）白蛉病毒属（*Phlebovirus*），是一种单股负链RNA病毒，直径80～100 nm，病毒粒子呈球形，具有脂质双层包膜，包膜外伸出许多糖蛋白刺突。基因组包含3个单股负链RNA片段（L、M和S），其中，L片段全长6368个核苷酸，编码RNA依赖的RNA聚合酶（RNA-dependent RNA polymerase，RdRp）（含2084个氨基酸），M片段全长3378个氨基酸，编码膜糖蛋白前体（glycoprotein，Gn）（含1073个氨基酸），S片段全长为1744个核苷酸，属于双义RNA，主要编码核蛋白（nucleoprotein，NP）和非结构蛋白（nonstructural protein，NSs）。SFTSV的3个片段的5′端和3′端的非编码区序列比较短，大部分核苷酸序列互补形成平末端结构。

SFTSV主要由蜱虫叮咬传播，可引起发热伴血小板减少综合征（severe fever with thrombocytopenia syndrome，SFTS），潜伏期一般为5～15天，急性起病，主要表现为发热，体温多在38 ℃以上，重者持续高热，可达40 ℃以上，部分病例热程可长达10天以上。伴乏力、全身酸痛、头痛及食欲缺乏、恶心呕吐和腹泻等症状，实验室检查常见白细胞和血小板减少，白细胞多为每升（1.0～3.0）$\times 10^9$ 个，重者可降至每升 1.0×10^9 个以下，中性粒细胞比例、淋巴细胞比例多正常；血小板降低，多为每升（30～60）$\times 10^9$ 个，重者可降至每升 30×10^9 个，严重者可导致多器官功能衰竭甚至死亡。

SFTSV 在外界抵抗力弱，不耐酸，易被热、乙醚、去氧胆酸钠和常用消毒剂及紫外线照射等消毒方式迅速灭活。

（一）分布

2009 年，在湖北和河南省首次发现并报道了 SFTSV，之后在山东、安徽、辽宁、江苏等 10 多个省份相继发现该病例，病例主要分布在上述省份的山区和丘陵地带的农村，呈高度散发。截至 2016 年，韩国、日本、阿拉伯联合酋长国和美国也先后报道过 SFTSV 感染病例。本病多发于春夏季节，一般在每年的 3 月出现，5—7 月达到顶峰，11 月结束。

（二）流行环节

1. 传播媒介及宿主

SFTSV 在自然界的生态循环暂时不是很明确。目前的研究表明 SFTSV 的传播媒介主要是蜱虫，以长角血蜱（*Haemaphysalis longicornis*）为主。此外，在 SFTSV 的流行地区和非流行地区的微小牛蜱（*Boophilus microplus*）及黑线姬鼠和山羊身上采集的革螨、恙螨体内也检测到 SFTSV。

研究发现，在少部分动物血清体内携带低水平滴度的 SFTSV，在黑线姬鼠、小家鼠和褐家鼠体内的感染率是 7%～8%，因此总的来说，SFTS 是一种动物传染性疾病，但具体动物宿主尚未明确。

2. 传播途径

传播途径尚不确定。蜱虫叮咬、频繁亲密接触家养动物等可能是传播 SFTSV 的危险因素。此外，接触 SFTS 患者的血液及分泌物也可直接感染 SFTSV。

3. 人群易感性

人群普遍易感，在丘陵、山地、森林等地区生活和生产的居民及劳动者及赴该类地区进行户外活动的旅游者感染风险较高。

二、主要检测方法

1. 样本采集

（1）血清标本。用无菌真空管采集患者急性期（发病 2 周内）和恢复期（发病 4 周左右）非抗凝血 5 mL，离心取上层血清，分装保存于带螺旋盖、内有垫圈的冻存管内，做好标识后将血清冻存于 −70 ℃冰箱，1 周内可保存在 −20 ℃冰箱，用于病毒特异性核酸、抗原和抗体检测及病原体分离。

（2）必要时，可采集病例的活检或尸检标本进行检测。具体方法参照病理实验室相关要求和我国卫生部《传染病人或疑似传染病人尸体解剖查验规定》。

2. 病毒分离

患者急性期血清标本经处理后，采用 Vero、Vero E6 等细胞分离到病毒即可确诊。SFTSV 病毒分离应该在生物安全二级以上实验室进行。SFTSV 病毒可感染多种细胞系，包括 Vero、Vero E6、L929 和 DH82，但只在 DH82 和 Vero E6 细胞内引起细胞病变。

3. 核酸检测

采用 RT-PCR 和 Real-time PCR 等核酸扩增方法检测，从病人血清标本中检测到 SFTSV 核酸，可作为 SFTSV 病例确诊的依据。核酸定量检测可以动态监测病情变化，持续高病毒载量常常是重症病例的特点。PCR 产物还可用于核酸序列分析。

4. 抗原抗体检测

（1）血清特异性 IgM 抗体。一般感染 4 个月后在血清中检测不出特异性 IgM 抗体。

（2）血清特异性 IgG 抗体。采用 ELISA 或 IFA 抗体测定、中和实验等方法检测血清中特异性 IgG 抗体，新型布尼亚病毒 IgG 抗体阳转或恢复期滴度较急性期 4 倍以上增高者，可确认为新近感染。特异性 IgG 在感染 5 年后仍可检测到。

（3）血清特异性总抗体。可采用双抗原夹心 ELISA 法检测，血清病原特异性总抗体阳性表明曾受到病毒感染。

5. 分型分析

目前，有研究将来自中国、日本及韩国的分离毒株的 L、M、S 这 3 个基因片段全长序列做进化树分析，将 SFTSV 主要分为 8 个基因型：C1，C2，C3，C4，C5，J1，J2，J3。

三、检测注意事项

（1）在标本采集、运输及实验室工作过程中，要按照《病原微生物实验室生物安全管理条例》等相关规定，做好生物安全工作。标本采集时可进行一般性防护（穿戴口罩、手套和长袖工作服），采集后应当将标本置于防漏容器中冷藏送检，注意不要污染容器的外表，并做好相应的消毒，同时要符合实验室生物安全和相关运输管理有关要求。

（2）进行实验室血清学和核酸检测时，应当在生物安全二级以上的实验室开展实验。

第七节　寨卡病毒

一、流行概况与特征

（一）分布

寨卡病毒（Zika virus，ZIKV）在分类上属于黄病毒科（Flaviviridae）、黄病毒属（*Flavivirus*）。呈球形，直径为

40～70 nm，有包膜，为单链正链 RNA 病毒，分为非洲型与亚洲型两个亚型。目前在美洲地区流行的为亚洲型，与2013—2014 年在法属波利尼西亚的亚洲型病毒相似度最高。ZIKV 感染引起的寨卡病毒病大多数情况下表现为无症状或轻症感染，表现为低热、斑丘疹、关节疼痛、结膜炎等，且与登革病毒、黄热病毒及西尼罗病毒等存在较强的血清交叉反应。

该病毒最早于 1947 年偶然通过黄热病监测网络在乌干达寨卡丛林的恒河猴中发现。1952 年，在乌干达和坦桑尼亚发现人感染寨卡病毒，2007 年，太平洋岛国密克罗尼西亚暴发寨卡病毒感染 185 例，之后数年，泰国、柬埔寨、印度尼西亚和新喀里多尼亚等国均有散发病例报告。2014 年，太平洋岛国法属波利尼西亚发生暴发，报告病例约 10000 例，同时出现登革热和基孔肯雅热。2014 年，智利的复活节岛发现 1 例本地感染病例。2015 年 5 月，巴西报告首例确诊寨卡病毒病病例，从此疫情迅速蔓延，迅速在南美洲、中北美洲蔓延，并进一步扩散到全球 80 多个国家和地区。2016 年 2 月，WHO 宣布寨卡病毒及寨卡病毒感染可能构成全球突发公共卫生事件。2016 年 2 月 9 日，我国江西赣州发现首例输入性寨卡病毒感染病例（自委内瑞拉），此后，北京、广东、浙江等地相继发生多例输入性寨卡病毒感染病例，备受关注。

寨卡病毒所致疾病的发病季节与当地的传播媒介伊蚊的季节消长，温度变化有关系，疫情高峰大多出现在夏秋季，在热带和亚热带地区则一年四季均可发病。

（二）流行环节

患者、隐性感染者和感染寨卡病毒的非人灵长类动物是寨卡病毒病可能的传染源。

寨卡病毒的主要传播媒介是埃及伊蚊和白纹伊蚊，全球范围内，埃及伊蚊广泛分布于非洲、东南亚、南太平洋、美洲等地区，在我国埃及伊蚊主要分布于海南省、雷州半岛、云南省西双版纳傣族自治州等地区。白纹伊蚊在我国则广泛分布于我国河北、山西、陕西以南区域。

蚊媒传播为寨卡病毒的主要传播途径。蚊媒叮咬寨卡病毒感染者而被感染，随后蚊虫叮咬正常人进行传播。除了蚊媒传播，寨卡病毒还可以在人与人之间传播，主要有母婴传播：一方面 ZIKV 可以穿过胎盘屏障感染胎儿造成新生儿出生缺陷，另一方面在乳汁中也检测出了高浓度的 ZIKV 颗粒。ZIKV 还可以通过性传播以及输血传播，感染者的精液和血液中可以检测到高拷贝数的病毒 RNA。

寨卡病毒病的潜伏期尚不清楚，已有的统计资料表明可能为 3 ～ 12 天，有相关研究表明患者早期产生病毒血症，并具备传染性，发病 1 周内大部分患者血清中可以检测出寨卡病毒。包括孕妇在内的各种人群对寨卡病毒普遍易感，但是有统计资料表明，曾感染过寨卡病毒的人可能对再次感染具有免疫力。

二、主要检测方法

（一）样本采集

1. 病例样本采集

对怀疑感染寨卡病毒的患者，要尽早采集血标本，同时，要采集尿液和唾液标本。如果临床高度怀疑男性为寨卡病毒病，在上述标本无法确诊时，可考虑采集精液开展检测。

（1）血液标本采集办法。用无菌真空干燥管，采集患者非抗凝血 5 mL，及时分离血清，分装 2 管，保存于带螺旋盖、内有垫圈的冻存管内，标记清楚后低温保存，其中的一管用于现场实验室检测，另一管用于上级疾病预防控制机构复核。对病例应尽可能采集双份血液标本，2 份标本之间相隔 14 天为宜，住院病例可于入院当天和出院前 1 天各采集 1 份。

（2）尿液标本的采集方法。采集尿液标本 10 mL，置于无菌 50 mL 塑料尖底离心管中，以 2000 r/min 离心 5 min 去沉淀，将上清液分装至 15 mL 的无菌离心管中，每份 5 mL。如需采集精液标本，应在采集精液标本前采集尿液标本。

（3）唾液标本的采集方法。将唾液吐入 50 mL 塑料尖底离心管中，以 4000 r/min 离心 15 min 去沉淀，将离心后上清液分装，分装 2 管，每份 1 mL，保存于带螺旋盖、内有垫圈的冻存管内后保存。

采集精液开展实验室检测时，需采集标本 1 ～ 2 mL，置于无菌干燥、带螺旋盖、内有垫圈的冻存管内后保存。

除了血液样本，其他类型标本包括脑脊液、尿液、唾液、羊膜穿刺液、胎儿或胎盘组织等样本的送检也可以帮助提高诊断率。

2. 蚊媒标本采集

在疫情流行地区采集的伊蚊成蚊及幼虫，分类鉴定之后，填写媒介标本采集信息表，按照采集地点进行分装，每管 10 ～ 20 只，储存方法参照病例样本方法。

（二）核酸检测

病毒核酸检测是目前检测寨卡病毒病最常用的方法，采用荧光定量 RT-PCR 方法，是目前早期诊断寨卡病毒病的主要检测手段。可采用中国疾病预防控制中心病毒病所发放的荧光定量 PCR 试剂或其他商品化试剂盒进行检测。对于 2 周内到过 ZIKA 流行地区且出现发热、皮疹、肌肉痛和关节痛的患者，一般采集血清，检测重点在于急性标本的病毒核酸分子检测。病毒血症消失较快，一般在发病 7 天内可检测到患者血液标本中的病毒核酸。

（三）抗原抗体检测

抗原抗体检测包括 ELISA 检测病毒特异性 IgM 抗体及通过 90% 空斑减少中和试验检测病毒特异性中和抗体。患者血清中的病毒特异性 IgM 抗体可在发病 3 天后被检测到，但由于发病 7 天内血清中 IgM 抗体效价较低，检出率往往不高。此外，ZIKA 病毒与黄病毒家族的其他成员（如登革病毒、西尼罗病毒、乙脑基孔肯雅病毒等）存在较强的血清学交叉反应，因此，需通过检测恢复期血清抗体来确认新近感染。但是即使 IgM 检测结果为阳性，也不能完全确定 ZIKA 病毒感染，需要进一步检测中和抗体来鉴别诊断。

三、检测注意事项

（1）寨卡病毒在我国归属于第三类病原体，应在生物安全二级实验室开展实验室检测，并应当按照病原微生物生物安全管理条例等相关规定要求，做好生物安全防护工作。

（2）上述抗体检测只适用于初次感染患者，如果既往接种过黄热病或乙型脑炎疫苗或者感染过黄病毒科其他病毒的患者，无论检测抗原还是抗体均存在既往抗体干扰实验结果的问题。

（3）开展寨卡病毒实验室检测时，应同时考虑登革病毒和基孔肯雅病毒感染的可能，做好相关的实验防护措施。

（4）病毒培养物的运输应满足国际民用航空组织公布的《危险物品安全航空运输技术细则》（Doc9284 号文件）A 类感染性物资的包装要求，对应的联合国编号为 UN2814；未经培养的感染性材料（包括患者血、尿液、唾液或动物体液标本以及现场采集的媒介生物标本等）运输时应满足 B 类感染性物质的包装要求，对应的联合国编号为 UN3373。

（5）开展相关运输活动须按照原卫生部发布的第 45 号令《可感染人类的高致病性病原微生物菌（毒）种或样本运输管理规定》进行审批后，方可实施运输。

第四章　狂犬病病毒

一、流行概况与特征

（一）分布

狂犬病是一种急性、致死性动物源性疾病，由弹状病毒科狂犬病毒属的病毒传播。狂犬病在世界范围内广泛流行，除了澳大利亚和南极洲，很多国家都有狂犬病本地流行。狂犬病一旦发病，死亡率几乎高达100%，每年造成约60000人死亡，超过95%的人狂犬病死亡病例发生在亚洲和非洲地区。印度和中国是亚洲病例报道第一和第二多的国家。亚洲次大陆中没有狂犬病的国家或地区包括巴林、塞浦路斯、中国香港、日本、马尔代夫、卡塔尔、新加坡等。

公元前556年左右狂犬病在中国就有记载，至今仍是一个严重的公共卫生问题。1950—2015年，国内已经报道了130494例狂犬病例，平均每年1977例。近年来，我国狂犬病疫情一直呈上升趋势，病死数居我国37种法定报告传染病首位。1996年，全国报告狂犬病发病数曾一度较低，为159例，而2004年，全国狂犬病报告发病数上升至2660例，与2003年同期相比上升30.58%。2004年，狂犬病死亡人数占我国法定报告传染病总死亡构成的35.72%。虽然人狂犬病在中国几乎所有省份均有报道，但是60%左右的病例发生在广东南部、广西、贵州、湖南和四川。狂犬病的增多主要是由于养狗的人数增加以及疫苗接种率太低。

（二）流行环节

几乎所有的哺乳动物都对狂犬病病毒易感，可以作为人狂犬病的传染源。家畜中以犬为主，其次为猫、猪、牛和马等，在亚洲和非洲的大多数国家，85%～95%的人狂犬病都是由狗咬导致；在发达国家和一些已经基本控制了犬狂犬病的地区，野生动物（如浣熊、臭鼬、蝙蝠、狐狸等）是主要的传染源。人感染狂犬病主要是由于破损的皮肤和黏膜接触了携带了狂犬病病毒的动物唾液、分泌物和排泄物，人类通常在被已受感染的动物深度咬伤或抓伤后染上狂犬病。高浓度气溶胶吸入、器官和角膜移植以及开放伤口和黏膜接触狂犬病动物带毒唾液和感染性材料（脑组织等）也可以传播狂犬病。狂犬病患者唾液理论上可以传播狂犬病病毒，但未见相关报道。在拉丁美洲，蝙蝠现在是造成人类狂犬病死亡病例的主要原因。在澳大利亚和西欧，蝙蝠狂犬病也逐渐成为一项公共卫生威胁。在中国大陆，狗是人狂犬病最主要的传染源，也有鼬獾、貉、蝙蝠、狼等野生动物导致人和家畜狂犬病的报道。

二、主要检测方法

（一）样本采集

1. 采集标本的时间、类型和存放

在狂犬病病人入院后，尽可能早期采集标本。用于病原学检测的标本，如病人唾液、脑脊液、尿液、鼻咽洗液、咬伤处皮肤组织或病人死后的眼角膜、脑组织等均可用于病毒的检测和分离。以脑组织阳性率最高。用于抗体检测的标本：无菌采集病例或免疫后血液2～3 mL，分离血清后用于狂犬病特异性抗体的检测。

2. 标本的存放

用于病毒检测和分离的标本在－20 ℃或－20 ℃以下低温（－70 ℃）、液氮，或放在含50%甘油的PBS中，以保持标本的感染性。应将标本盛于无菌容器内，放在密封的盒内并注明其危险性以防病毒的扩散。标本要求无菌采集，－20 ℃保存

待检。

3. 采集标本的运送

用于病毒检测和分离的标本，应带冰、干冰或液氮条件下尽快运送至实验室。

4. 采集标本的保存

负责标本接收和检测的实验室，接到标本以后若暂时不检测，应立即冷冻保存。用于病毒检测和分离的标本可以在 -70 ℃ 长期保存。

（二）狂犬病病毒抗原检测

1. 直接荧光抗体测定（direct fluorescent antibody test，dFA）

感染狂犬病病毒的细胞携带狂犬病病毒抗原，狂犬病病毒抗原可以特异性与 FITC 标记的抗狂犬病病毒单克隆抗体结合，FITC 在荧光显微镜下显示可见荧光，从而可以检测病毒抗原。dFA 方法灵敏度和特异性高，是实验室常规诊断动物和人类狂犬病的金标准。可用于狂犬病患者诊断的标本包括受伤处皮肤组织、角膜、后颈带毛囊的皮肤组织和体液（唾液、脑脊液等），脑组织可用于狂犬病患者死后诊断。体液标本可以直接涂片后做免疫荧光检测，组织标本可以制作成涂片、印片或冷冻切片。冷丙酮室温固定标本 7 ～ 10 min 后，将按说明书稀释一定的倍数的 FITC 标记的抗狂犬病病毒单抗滴到涂片、切片或印片上，37 ℃湿盒孵育 30 min，然后用 PBS 洗 3 次，再用荧光显微镜观察结果。阳性结果为细胞内出现病毒特异性黄绿色荧光，分布在细胞的胞浆内，表明细胞感染了狂犬病病毒，有确诊意义。根据荧光颗粒的多少、荧光亮度、阳性细胞数占比，可以将荧光反应大致区分为 1 ～ 4 个“ + ”，阳性细胞数小于 25% 为“ + ”，25% ～ 50% 为“ ++ ”，51% ～ 75% 为“ +++ ”，大于 75% 为“ ++++ ”，无特异性荧光者为“ - ”。

2. ELISA

用于检测的标本为狂犬病患者脑脊液或死亡后脑组织。用多株抗狂犬病病毒特异性单克隆抗体混合包被制成酶标板条，待检脑组织样本需加样本稀释液研磨制成 10% 脑组织悬液，脑脊液可以直接加入，孵育洗涤后，再加入辣根过氧化物酶标记的抗狂犬病病毒单克隆抗体与待检抗原特异性结合，最后通过辣根过氧化物酶与底物作用产生可见的颜色反应，达到检测目的，显色程度与待检抗原含量呈正相关。

3. 其他检测方法

将待检组织样本甲醛固定后制成石蜡包埋切片（formalin-fixed and paraffin-embedded，FFPE），通过免疫组织化学方法检测狂犬病病毒抗原。也可运用快速免疫层析方法检测脑组织样本中的狂犬病病毒抗原，操作简单、快捷，无须特殊仪器设备，有助于提高偏远和资源匮乏地区的狂犬病检测、监测水平。

（三）核酸检测

1. RT-PCR 方法

可用于核酸检测的样本包括狂犬病患者的唾液、泪液、尿液、鼻咽洗液、后颈带毛囊的皮肤组织或脑脊液等，以及死亡患者的脑组织标本。待检样本用细胞总 RNA 分离试剂（组织标本用 TRIzol，液体标本用 TRIzol SL 等）或者商品化试剂盒（RNeasy Mini Kit 等），按说明提取制备模板 RNA。用 AMV 或其他逆转录酶按试剂盒说明书逆转录合成 cDNA，选择合适的 DNA 聚合酶进行 PCR 扩增。引物的设计，以特异性扩增核蛋白（N）基因最保守区域为目的基因片段，设计一对引物：N1（+）:(587) 5′-TTTGAGACTGCTCCTTTTG(605)-3′; N2(-): (1092) 5′-CCCATATAGCATCCTAC (1013) -3′。用1%～2%琼脂糖凝胶电泳检测 PCR 扩增产物，如果电泳条带的分子量与预期片段大小相同，表明狂犬病病毒 N 基因特异性扩增区段阳性，阳性结果表明有狂犬病病毒感染，有确诊意义。

2. SYBR Green 方法

用 Bio-Rad iTaq™ Universal SYBR® Green One-step RT-PCR kit，结合狂犬病病毒特异性引物（JW12 RT/PCR primer 5′－ATGTAACACCYCTACAATG－3′；N165－146 PCR primer 5′－GCAGGGTAYTTRTACTCATA－3′），一步法检测样本中是否存在狂犬病病毒核酸。

3. 其他方法

巢式 PCR、一步法荧光 RT-PCR 方法也可以运用于狂犬病病毒的核酸检测。

（四）狂犬病病毒分离

1. 细胞分离方法

可用于病毒分离的标本包括患者的唾液、脑脊液或皮肤组织等，死亡后可取脑组织分离病毒。狂犬病病毒的敏感细胞包括鼠神经瘤细胞（Neuro-2a 等）、BHK 细胞、Vero 细胞等。唾液或泪液样本需要用培养基 1∶2 稀释后接种细胞，脑脊液可以直接接种，无须稀释。脑组织样本需要用含 40% 胎牛血清的悬浮培养基匀浆，经 4 ℃ 以 2000 r/min 离心 20 min 后，制成 30% 的组织悬液，接种细胞。将细胞铺板培养至单层后，弃培养液，加入适量的液体标本或组织悬液，吸附 1 h，补加维持液，置于 37 ℃ 5% CO_2 培养箱中培养 4～5 天，将细胞用丙酮固定后，用抗狂犬病病毒单克隆抗体观察特异性荧光包涵体判断结果。阴性者需要继续盲传 3 代：将细胞反复冻融 3 次，4 ℃下以 12000 r/min 离心 15 min 后取上清液按上述方法连续传代 3 次。细胞传代出现病变且免疫荧光法检测病毒抗原阳性者判断为阳性，阳性结果表明有狂犬病病毒感染，有确诊意义。阳性时吸取上清液至 1 个无菌容器内 －70 ℃保存备用或继续传代。病毒通过细胞的多次传代可以适应细胞培养并得到扩增。

2. 小鼠接种法分离病毒

1～3天的乳鼠对狂犬病病毒的易感性很高，推荐用于病毒的分离。3～4周断奶小鼠也可以用于狂犬病病毒的常规分离。患者或感染小鼠的组织悬液、唾液通常用于病毒分离。组织样本需要经过充分的匀浆，接种操作需要在生物安全柜内进行，避免气溶胶扩散。组织样本可以用生理盐水稀释，样本前处理和接种时添加2%～20%的动物血清可以增强病毒的稳定性。组织经匀浆后，以1500～2000 r/min离心10～15 min，分离上清液，制成10%的组织悬液，接种乳鼠。如果样本有被细菌污染的风险，可以将上清液用0.45 μm的滤器过滤。断奶小鼠可颅内接种30 μL的样本，乳鼠可接种10～15 μL液体。每个样品注射一窝乳鼠；注射后的乳鼠应在具有高效滤过装置的负压饲养柜内饲养。症状不典型时可于接种第1代后取脑继续传代，连续传代后潜伏期逐渐规律，一般为5天左右。发病乳鼠若确定为狂犬病病毒感染，无菌取脑，-70 ℃或用含50%甘油的PBS在-20 ℃下保存，也可研磨后加灭菌脱脂牛奶制成20%悬液，真空冷冻干燥，长期保存。未发病存活的鼠保留至21天后杀死做免疫荧光检测。

（五）抗体检测

1. 快速荧光灶抑制试验（rapid fluorescent focus inhibition test，RFFIT）测定血清中的中和抗体滴度

狂犬病疫苗免疫后血清中和抗体水平是测定疫苗免疫力程度的评判指标。WHO狂犬病专家委员会认为中和抗体水平等于或高于0.5 IU/mL血清，表示能得到有效的保护。狂犬病病毒中和抗体的检测可以用传统的小鼠中和试验或WHO推荐的RFFIT，其流程如图3-1所示。RFFIT主要检测血清标本，也可以检测患者或动物脑脊液样本以及经ACD或肝素抗凝的血浆，不推荐EDTA抗凝的血浆。RFFIT试验时倍比稀释已经灭活的血清样品，同时设阴、阳性血清对照。病毒用标准固定

CVS 毒株，细胞用 BHK-21 细胞系。首先将稀释的被检及对照血清 0.1 mL 加入 96 孔细胞培养板中，再在各血清孔中加入 0.1 mL 标准病毒稀释液（100TCID50），37 ℃中和 1.5 h；然后每孔加入细胞，37 ℃、5% CO_2 培养过夜后弃掉培养液，用 PBS 洗 1 次，丙酮固定。干燥后，加荧光素标记的抗狂犬病毒抗体，37 ℃ 30 min，用 PBS 洗 3 次，荧光显微镜观察结果：比较实验组和阴性血清组的荧光灶，实验组中能使荧光灶抑制不低于 50% 的血清最高稀释倍数，即为被检血清的中和抗体滴度。

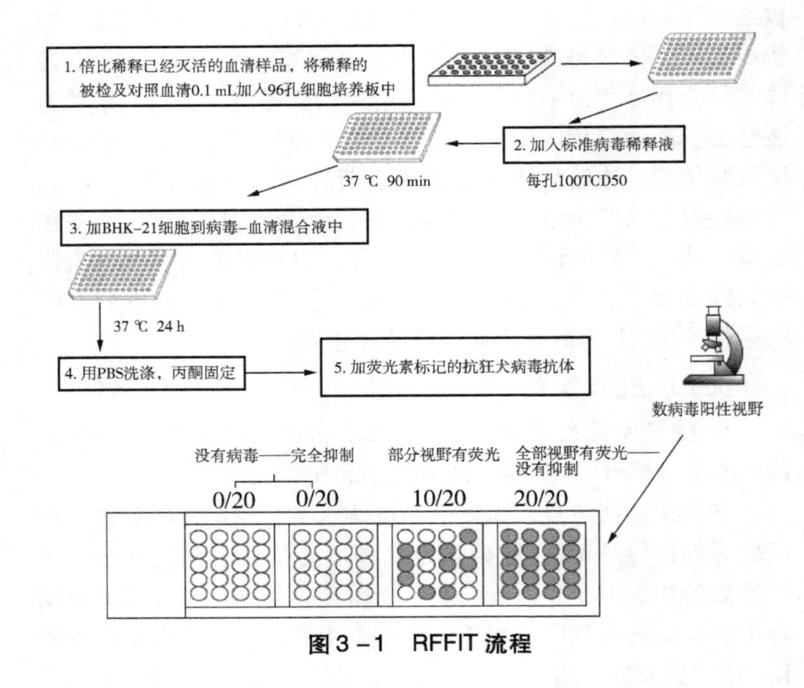

图 3－1　RFFIT 流程

2. 酶联免疫吸附法检测狂犬病病毒特异性抗体

用狂犬病病毒抗原包被酶标板条，或采用商品化试剂盒。采集狂犬病患者血清用于检测，将待测样本按一定比例稀释后加入酶标板中，37 ℃下孵育 30 min，用洗涤液重复洗板 4 次，再加入辣根过氧化物酶标记的抗人 IgG 抗体，37 ℃下孵育 30 min，洗板 4 次，甩干，加入底物、显色液在 37 ℃显色 15 min 后，再加终止液，用酶标仪读取吸光度值。用已知滴度的阳性血清做对照，可以制作抗体浓度－吸光度值的标准曲线，计算待检样本的抗体滴度。接种过狂犬病疫苗的患者抗体滴度大于 0. 5 IU/mL，表明已获得保护；未接种过疫苗的患者抗体滴度大于 1 IU/mL，且近期有 4 倍增高，可考虑为狂犬病。部分狂犬病患者在临死前抗体滴度也可能异常增高。

（六）人狂犬病生前诊断流程

人狂犬病生前诊断流程如图 3－2 所示。

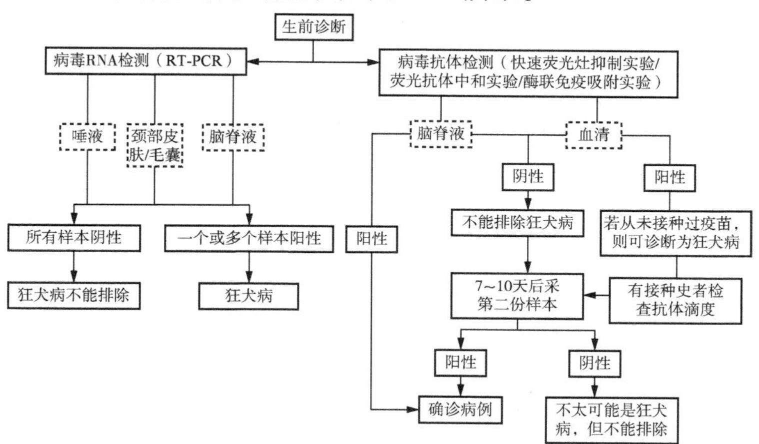

图 3－2　人狂犬病生前诊断流程

（七）人狂犬病死后诊断流程

人狂犬病死后诊断流程如图 3－3 所示。

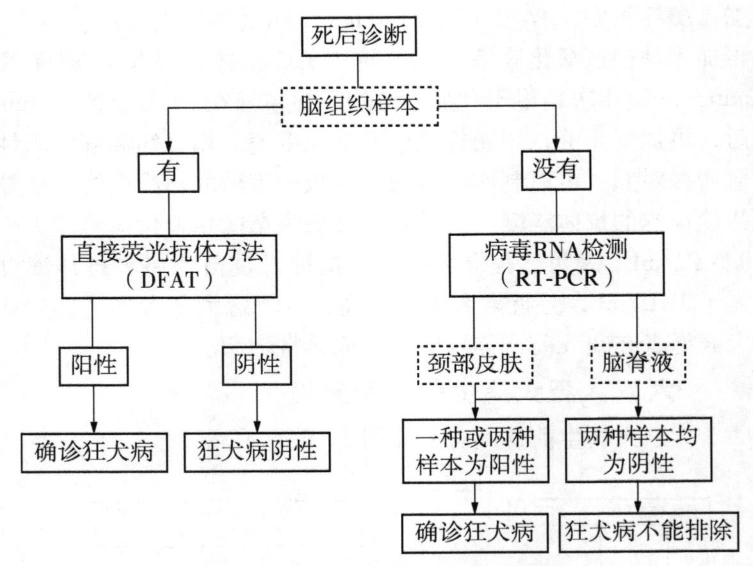

图3-3 人狂犬病死后诊断流程

三、检测注意事项

(1) 根据《人间传染的病原微生物名录》，病人或动物分离的狂犬病病毒（街毒）属于第二类病原体，病毒培养必须在生物安全三级实验室进行，动物感染实验必须在生物安全三级实验室进行，实验室固定毒属于第三类病原体，病毒的操作需要在生物安全二级实验室进行。实验室必须建立详细的标准操作流程。

(2) 从事狂犬病临床和实验室工作的人员需要暴露前免疫，并定期做中和抗体测定，当滴度降至0.5 IU/mL以下时应加强免疫，所有意外暴露于狂犬病病毒时必须立即报告部门负责人。

(3) 要按不同级别实验生物安全条件，做好实验人员个人防护。生物安全二级实验室个人防护装备包括工作服、帽子、眼罩、N95 口罩、双层橡胶手套、鞋套。生物安全三级实验室个人防护装备包括长袖背面开口式或一体式防护服、帽子、眼罩、N95 口罩、双层橡胶手套、鞋套或专用鞋。

（4）由于空气传播狂犬病毒已经得到证实，所有可能产生气溶胶的操作都需要在二级生物安全柜中进行。

（5）实验后要做好消毒处理，狂犬病病毒对脂溶剂（肥皂水、醚、氯仿、丙酮）、45%～70%乙醇、碘制剂和四铵化合物敏感，病毒悬液经 56 ℃下作用 30～60 min 或 100 ℃下作用 2 min 后即可失去活力，操作完毕要对实验台面、实验仪器、实验材料等用相应的消毒剂或高压蒸汽进行消毒处理，医疗废弃物要经过高压蒸汽灭菌后才能丢弃。

第五章　肝炎病毒

第一节　甲肝病毒

一、流行概况与特征

（一）分布

甲型肝炎是世界性分布的疾病，可呈流行性或散发性。甲型肝炎是由甲型肝炎病毒（Hepatitis A virus，HAV）引起的，其发病率占各型病毒性肝炎的首位，全世界每年至少有 140 万人感染 HAV。HAV 感染者自粪便中排出病毒，污染食物或水源，主要经粪—口途径传播给下一个易感者。HAV 在人群中的连续传播是由于急性感染者不断传播给易感人群。因此，经常性的流行是甲型肝炎的显著特征。在不同国家和地区，甲型肝炎的感染率和发病率明显不同，与社会经济、卫生水平、文化素质等关系密切。北美、西欧、北欧等发达国家 HAV 的感染率低，且呈现逐渐降低的趋势，为低发区。东欧、日本等地为中度流行地区。中国、东南亚、印度次大陆、非洲、南美洲等地为高流行地区。HAV 的感染率和甲型肝炎的病发率均高，而且常常发生甲型肝炎的暴发流行。

据专家学者报告统计，我国的病毒性肝炎的平均年发病率约为 100/10 万，每年全国发生的急性病毒性肝炎人数约为 120 万，而在急性病毒性肝炎中家庭型肝炎占 40%～50%。其中农村高于城市，长江以北高于长江以南。我国甲型肝炎的发病率因年龄、地区、季节等因素而不同。不同地区城乡甲型肝炎发病率和感染率不尽一致，但 HAV 感染无论在城市或农村都普遍而且严重存在，这可能与生活工作范围扩大，人群之间交往频繁，感染甲型肝炎机会增多有关。在城市，由于幼年期间经历过反复感染，到成年时易产生相当的免疫力，故在城市中很少出现暴发流行，多以散发性发病形式出现，且季节性高峰亦不明显。在农村，由于居住分散，发病往往是呈点状分布，而且在一般情况下人群免疫力较低，一旦引入传染源则易造成暴发流行。甲型肝炎在某些地区呈现周期性发病率升高的现象，可能与易感者的变动有关。它也有明显的季节性发病高峰，农村常常夏秋季为发病高峰，而大中城市以冬春季发病较多。任何年龄的人均可患甲型肝炎，但统计调查表明发病多为学龄前儿童。男女对甲型肝炎的易感性无明显差别，但实际发病率一般男性稍高于女性。其发病率与职业无明显的相关性。但血清流行病学调查发现，工业发达国家与不发达国家中各年龄组抗 HAV 的阳性率差别很大。某些工业发达国家不仅发病率有逐年下降的趋势，而且感染甲型肝炎的年龄推迟，但是低社会阶层发病率仍较高，可见经济条件的好坏与甲型肝炎发病率有一定联系。

（二）流行环节

急性期患者和亚临床型感染者是甲型肝炎的主要传染源。甲型肝炎的病程一般呈自限性，没有发现慢性感染或其他并发病症现象。至今尚无充分证据证明甲型肝炎有慢性病原携带者。有学者报道，黑猩猩和狨猴等动物可以自然或人工感染甲型肝炎，感染后也可能传播给人，但由于它们与人类接触机会甚少，故作为传染源的意义不大。

对于急性期患者，急性黄疸型肝炎患者的传染性最强，是重要的传染源，特别是在黄疸前期，从潜伏期末到出现黄疸后的 1 ～2 天里，患者粪便中的病毒数量最多，是重要的传染源。急性黄疸型肝炎传染性最强的黄疸前期一般不易确诊，因此一般未被隔离。而黄疸出现时患者已基本摆脱传染状态，因此对甲型肝炎患者争取早期诊断、早期隔离在控制甲型肝炎的传播上具有重要意义。临床中急性无黄疸型肝炎的病例数量比黄疸型病例要多许多倍，尤其以儿童为多。临床上重型甲型病毒性肝炎的发病率很低，但死亡率很高。主要表现为急性重型肝炎（暴发型肝炎）、亚急性重型肝炎。

而亚临床型感染者是指受 HAV 感染后，既无临床症状也无肝功能损害者。在甲型肝炎的流行期，亚临床型感染者人数很多，在甲型肝炎传播中具有重要的流行病学意义，不仅作为暴发的传染源，而且在散发病例的传播中亦起重要作用。

甲型肝炎主要通过粪—口途径传播，感染 HAV 的人，在潜伏期最后 10 天的粪便中排出病毒，至发病后 2 周排毒基本停止。HAV 对各种外界因素有较强的抵抗力，并能在外环境中存活一定时间，可通过被患者粪便污染的各种食物、水和日常用品等传播，也可经苍蝇等传播。研究表明，甲型肝炎也可经胃肠外的途径传播，但此种传播在 HAV 的传播中一般认为不是主要的。在欧洲流行区，急性肝炎的调查报告表明，42% 的病例与食用贝类水产品有关，24% 的病例与到甲型肝炎流行区旅游有关，1% 的病例与家庭接触有关。另外，输血与注射传播，性接触传播也有报道。

人对 HAV 普遍易感，而患过甲型肝炎或隐性感染的人，可获得持久的免疫力。人体只要感染了 HAV，临床上无论是产生显性的甲型肝炎还是隐性感染，血清中的 HAV 抗体的滴度将会逐步增高，并至少在 5 ～7 年保持有牢固的免疫力。已具有免疫力者再度感染 HAV 可使已经下降的抗体滴度再度升高，从而使感染者获得稳固而持久的保护性抗体，使免疫力维持更长时间，甚至终身。在此期间，发生甲型肝炎感染的极为少见。根据不同的流行强度，在一次流行后，易感人群可被感染随后流行停止，当易感人群积累到一定比例时，新的流行有可能发生。在甲型肝炎高流行区，感染 HAV 者以少年儿童为主。在相对封闭型人群，一旦 HAV 传入，即发生甲型肝炎暴发，直至全部易感人群均感染 HAV 为止。影响人群对甲型肝炎易感性升高的因素包括新生儿的增加、易感人口的迁入、免疫人口的死亡等。使人群易感性降低的主要因素有甲型肝炎疫苗的预防接种、甲型肝炎流行后免疫人口的增加以及隐性感染后免疫人口的增加。

二、主要检测方法

（一）甲型病毒性肝炎抗体的检测

1. 标本的采集、运送和保存

采集患者急性期和恢复期的血清于密闭螺旋口小管中，置冰壶内送至实验室或 -20 ℃低温冻存待检。

2. 急性甲型病毒性肝炎的血清学检测

以抗体捕捉酶联免疫吸附法检测 HAV 感染后血清抗 - HAV IgM，采用的试剂盒应有国家市场监督管理总局（原国家食品药品监督管理总局）批准的生产文号。

（1）原理。

本方法采用抗人 IgM（μ 链）包被塑料微孔反应板，与加入待检血清中的抗 - HAV IgM 结合，再与加入的 HAV 抗原特异性结合，以辣根过氧化物酶（HRP）标记的抗 HAV 抗体为示踪物，形成抗人 IgM、抗 - HAV IgM、HAV-Ag、HRP - 抗 HAV 复合物，经与底物四甲基联苯胺（TMB）作用后呈现蓝色反应，加硫酸（H_2SO_4）中止反应后蓝色即变为黄色，为阳性结果。反之，若待检血清中无抗 - HAV IgM，则不形成复合物，经与底物作用后不显色，即为阴性结果。

（2）操作步骤和结果判断。

具体操作时按试剂盒说明对加样、洗板、显色和终止等步骤进行操作，并判断结果。

（3）检测抗 - HAV IgM 的意义。

抗 - HAV IgM 是 HAV 急性感染的血清学标志，血清抗 - HAV IgM 阳性可作为急性甲型肝炎的诊断依据。

3. 甲型肝炎病毒总抗体（抗 - HAV）的检测

本标准要求以竞争抑制酶联免疫吸附法检测 HAV 感染后血清抗 - HAV，采用的试剂盒应有国家市场监督管理总局批准的生产文号。

（1）基本原理。

本方法采用抗 - HAV IgG 包被塑料微孔板，与加入的 HAV-Ag 结合，然后加入的待检血清和 HRP - 抗 - HAV 竞争结合 HAV-Ag，若待检血清中有抗 - HAV 时，即形成 HAV-Ag、抗 - HAV 复合物，经与底物作用后呈现无色反应为阳性结果。

当待检血清中无抗 - HAV 时，即形成 HAVAg、HRP - 抗 - HAV 复合物，经与底物 TMB 作用后，呈现蓝色反应，加硫酸（H_2SO_4）中止反应后蓝色即变为黄色，为阴性结果。

（2）操作步骤和结果判断。

具体操作时按试剂盒说明对加样、洗板、显色和终止等步骤进行操作，并判断结果。

（3）检测抗 - HAV 的意义。

抗 - HAV 是 HAV 感染后产生的总抗体，主要为抗 - HAV IgG，对 HAV 感染有免疫力。抗 - HAV 阳性，表明有 HAV 既往感染史或免疫史；如果恢复期抗 - HAV 滴度比急性期高 4 倍以上，为 HAV 现症感染的依据。

（二）甲型肝炎病毒分离及病毒核糖核酸检测

1. 甲型肝炎病毒分离

1）样本的采集和保存。

采集潜伏期或急性期早期的患者粪便、血清或其他样本于密闭塑料容器中，置冰壶内送至实验室或 - 20 ～ - 80 ℃低温冻存待检。

2）样本处理。

粪便及其他固体样本 10 g 用 pH = 7.4 的 PBS（0.01 mol/L）或用 Hank's 液制成 20% 的悬液，反复冻融 3 次后离心，取上清液进行无菌过滤，处理后的样本 -20 ℃以下低温保存。

血清样本无菌过滤后 -20 ℃以下低温保存。

3）病毒分离。

最常用的是组织培养分离法。一般选用肺二倍体细胞或非洲绿猴肾细胞（FRHK4）。

（1）取新近生长成单层的 25 mL 正常细胞培养管，弃培养液，用不含牛血清的培养液清洗细胞。

（2）接种经处理的样本，每管细胞接种 0.5 mL，37 ℃吸附 1 h 后，加入细胞维持液，37 ℃培养。同时设置细胞对照。逐日观察细胞，一般不产生病变作用。每周换 1 次维持液。当培养至 30 天时，收获细胞悬液。检定可用中和试验检测病毒，间接免疫荧光法检测抗原，或用 PCR 方法检测病毒的核酸。若病毒、抗原为阳性，或检测到病毒核酸，可判断病毒分离阳性。

（3）第一代细胞培养为阴性的样本，需盲传 1 代，若鉴定后仍为阴性结果，可报告为未分离到病毒。

（4）病毒分离的意义。在粪便中分离到病毒，表明患者仍具有排毒性；在血液中检测到病毒，表明患者具有病毒血症，为 HAV 感染的依据。

2. 病毒核糖核酸检测原理

RT-PCR 检测甲型肝炎病毒核糖核酸（HAV-RNA）PCR 的基本原理是利用双链脱氧核糖核酸（DNA）在高温下发生解链（变性），变为单链 DNA 的热变性现象，在体外模拟 DNA 聚合酶存在下的 DNA 复制过程。

（1）样本的采集、保存和运送。

采集患者潜伏期或急性期的粪便、其他样本于密闭螺旋口管中，置冰壶内送至实验室或 -80 ～ -20 ℃低温保存。

（2）逆转录-聚合酶链反应（RT-PCR）基本原理。

将样本制备成悬浮液，反复冻融，高速离心后，取上清液。提取病毒的RNA核酸。应用RNA反转录技术产生与RNA病毒组互补的cDNA基因组，作为PCR的模板。

扩增DNA的长度由2个寡核苷酸引物所决定，选择HAV基因保守区合成引物，两端的引物必须与相对DNA的核苷酸互补。首先以高于解链温度的温度使双链DNA（模板）变性，随后在低于解链温度的温度下使2段寡核苷酸引物与变性模板单链退火（复性），再于适当的温度由耐热DNA聚合酶（Taq DNA聚合酶）催化合成DNA新链，如此反复循环，使每轮循环所合成的DNA链重新作为下轮反应的模板，使DNA分子不断倍增。经过充分的扩增后，通过电泳可检测PCR产物。

（3）实时荧光PCR基本原理。

实时荧光PCR技术，是指在PCR反应体系中加入荧光基团，利用荧光信号积累实时监测整个PCR进程，最后通过标准曲线对未知模板进行定量或定性分析的方法。

（4）操作步骤和结果判断。

参考试剂盒说明书进行操作和判断结果。

（5）检测HAV RNA的意义。

粪便中HAV RNA阳性表明患者仍具有排毒性，在血液中检测到HAV RNA表明患者具有病毒血症，为HAV感染的依据。

三、检测注意事项

（1）试剂盒从冷藏环境中取出时应室温平衡15～30 min后方可使用，未用完的微孔条用自封袋密封保存。

（2）酶标板洗涤时各孔需加满洗液，防止孔口内有游离酶不能洗干净。应设定 30 ～60 s 的洗液浸泡时间。

（3）滴加试剂前应将滴瓶翻转数次，使液体混匀，并弃去 1 ～2 滴。滴加时瓶身应保持垂直，以保持滴量准确（注意：勿将试剂滴在孔壁上）。

（4）所有样品和废弃物都应按传染源处理。终止液为 2 mol/L 硫酸，使用时应注意安全。

（5）操作应按说明书内容严格进行，不同批次试剂不得混用。

（6）建议用双波长 450 nm/630 nm 检测。

第二节　乙肝病毒

一、流行概况与特征

（一）分布

乙型病毒性肝炎（Hepatitis B Virus，HBV）广泛流行于全世界，慢性 HBV 感染仍呈高流行，通常发展中国家发病率高于发达国家，但即使同是发展中国家，也各有不同的流行分布特征。

乙型肝炎在世界各地的分布是不均匀的。乙型肝炎的地理分布可按流行的严重程度、人群中 HBsAg 携带率和抗 - HBs 阳性率高低分为低、中、高度 3 种流行地区。北欧、英国、中欧、北美和澳大利亚等属于低流行区，而南欧、东欧、地中海地区、日本、西南亚等属于中流行区，高流行区如东南亚地区、非洲和中国等。有学者的研究表明，来源于农村的学生 HBsAg 阳性率明显高于城市，农村和城市 HBV 感染率均随年龄增长而增加。同时发现，在城市地区，教育水平高低是影响乙型肝炎阳性率的重要危险因子，教育水平低者具有较高的乙型肝炎感染率，但在农村无此现象。在农村地区，有家族性黄疸史是乙型肝炎阳性率高的具有统计学意义的危险因子。乙型肝炎发病无明显周期性和季节性，一年四季均可发病，多数散发。性别分布上可见男性 HBsAg 阳性率高于女性。乙型肝炎的发病率、现患率和 HBsAg 阳性率的年龄分布呈现两个高峰，分别在 10 岁以前和 30 ～ 40 岁。存在特殊职业和特殊人群 HBV 感染率高的现象，存在家庭聚集性。HBV 的感染率在人种之间存在明显差异性。黄种人和黑种人感染率相对较高，而白种人却明显低于其他人种，这种不同人种间的差异，反映了遗传因素对 HBV 易感性的影响。而同一种人的不同民族其遗传因素也有不同，导致了不同民族 HBV 感染的差异性。

近年来，乙型肝炎流行病学特征发生明显改变，主要因为不同 HBV 流行区之间的人口流动增加，增加了不同地区之间肝炎的流行，HBV 疫苗接种使人群对 HBV 的免疫力提高，母婴传播减少，新发感染率减少；社会经济状况改善，医疗服务项目增多，增加了医源性传播，生活水平提高使家庭内传播减少；生活方式改变，如静脉内注射毒品、性乱行为等增加了 HBV 水平传播；由于乙型肝炎的各种治疗药物和治疗方法导致 HBV 变异株的发生。

近几年，HBV 基因分型已逐渐成为国内外 HBV 研究的热点。HBV 基因分型主要是根据 HBV DNA 全序列的核苷酸变异，即同一基因型其序列的同源性和异型间序列的差异。大量 HBV 序列分析工作提示 S 基因序列稳定，不同基因型各开放读框中 S 基因异质性最大，而同一基因型中的各毒株 S 基因异质性最小，因此 S 基因适于基因型分型。目前，进行 HBV 分型的方法主要有 4 种：病毒全基因组或 S 基因序列测定和分析；聚合酶链反应法；聚合酶链式反应 – 限制性片段长度多肽性分析（CR-RFLP）；单克隆抗体酶联免疫吸附法。基因型反映了 HBV 自然感染过程中的变异特点，是病毒变异进化的结果，具有一定的地域分布性，迄今将 HBV 株分为 A、B、C、

D、E、F、G、H、I 基因型。目前 HBV 基因型的地理分布已经基本明确。基因型 A 主要分布于欧洲的西北部和中部，北美洲和非洲的撒哈拉地区，也可见于菲律宾；基因型 B 和 C 常见于亚洲，可能属于亚洲国家的人群所特有，基因型 B 主要见于中国、日本、印度尼西亚、中国台北和越南；基因型 C 主要见于中国、韩国、日本、越南、波利尼西亚和中国台北；基因型 D 在世界范围内分布最为广泛，是地中海地区和中东到印度地区的优势基因型；基因型 E 主要见于非洲西部；基因型 F 多见于美国土著居民和波利尼西亚。基因型 G 首先在美国和法国被发现，在世界上有限的地区流行，主要在法国南部、德国和美国佐治亚州，根据近年来的研究表明其很可能通过特殊的途径进行传播，并且可能与基因型 A 合并感染。迄今为止，尼加拉瓜、墨西哥、加利福尼亚都发现了 H 基因型的 HBV 病毒株。我国主要流行的是 B 型和 C 型，部分地区有 A 型和 D 型流行，其他基因型少见，南方以 B 型为主，北方以 C 型为主，D 型仅见于少数民族地区，如新疆和西藏。

（二）流行环节

各种急性、慢性乙型肝炎患者及无症状 HBV 携带者均为传染源，特别是无症状的乙型肝炎表面抗原携带者的涉及面广，又不被注意，危险性更大。HBV 存在于血液和体液（唾液、乳汁、羊水、精液、阴道分泌物等）中。急性乙型肝炎患者的传染期从起病前数周开始，并持续于整个急性期。慢性患者和病毒携带者是乙型肝炎的主要传播源，其传染性贯穿于整个病程。传染性的高低取决于 HBV 的复制是否活跃。因疾病的临床表现不同可能导致人的社会活动及生活方式的改变也会影响 HBV 的传播。

HBV 可以通过各种各样的途径进入人体，其传播途径虽然广而复杂，但主要是通过肠道外传播途径，不会经呼吸道和消化道传播，可以大致归纳如下。

1. 母婴传播

母婴传播是指乙型肝炎患者或 HBV 携带状态的母亲将 HBV 传播给婴儿的传播方式。这一过程分为宫内传播、产程传播和分娩后婴儿与母亲的生活密切接触、哺乳、喂养等方式传播。

2. 经皮传播

经皮接触含有 HBV 的血液、体液在乙型肝炎传播上起重要作用。静脉药瘾者共用注射器是常见的 HBV 传播方式，另外文身、针刺、穿耳洞、修足、共用剃须刀/理发工具及皮肤创伤等也是乙型肝炎感染的重要途径。

3. 医源性传播

医源性传播曾是乙型肝炎的重要传播途径，含有 HBV 的体液或血液可能通过输血及血制品、集体预防接种、药物注射、手术、采血、拔牙、使用乙型肝炎患者或 HBV 携带者的血液或体液污染而没有消毒或消毒不彻底的医疗器械和物品，以及医务人员意外刺伤等方式传播。医务工作者与患者之间，患者与患者之间，均存在直接或间接的传播。随着器官移植技术的增加，移植 HBV 感染者的器官也存在风险。

4. 性接触传播

性接触传播是乙型肝炎地方性流行地区的重要传播途径之一。男性同性恋者仍是 HBV 感染的高危人群。

5. 日常生活密切接触传播

日常生活中共用牙刷等生活用品，可引起 HBV 感染。家庭成员间的密切接触也可以造成家庭中 HBV 感染的聚集现象。含 HBV 唾液具有传染性，而尿液、鼻炎洗液、泪液和汗液的传染性很小。

6. 其他可能的传染途径

其他传染途径包括母婴传播、吸血昆虫叮咬传播等。

人对 HBV 普遍易感，感染后出现抗 HBsAb（表面抗体）

者可以产生持续性的特异性免疫，对同型病毒有持久免疫力，与他型病毒无交叉免疫。我国的易感人群主要是新生儿及未受HBV感染的人群。随着年龄的增长，隐性感染获得免疫的比例随之增高，到成年以后，除少数易感者外，易感染HBV的人多已成为慢性或潜伏性感染者，到中年以后，无症状HBsAg携带者亦逐渐减少。

二、标本的采集、运送和保存

采集患者急性期和恢复期的血清于密闭螺旋口小管中，置冰壶内送至实验室或 -20 ℃低温冻存待检。

三、主要检测方法

乙型病毒性肝炎血清学检测方法要求以ELISA法检测HBV标志物，要求使用符合质控标准的试剂盒。

（一）乙型病毒性肝炎表面抗原检测

1. 检验方法

（1）配液。将浓缩洗涤液用蒸馏水或去离子水20倍稀释。

（2）编号。将样品对应微孔板按序编号，每板应设阴性对照3孔，阳性对照2孔和空白对照1孔。（用双波长检测，可不设空白对照孔。）

（3）稀释。每孔加入样品稀释液20 μL，空白孔除外。

（4）加样。分别在相应孔中加入待测样品，阴、阳性对照样品100 μL，轻轻振荡混匀。

（5）温育。用封板膜封板后，置（37 ±1）℃下温育（60 ±2）min。

（6）加酶。每孔加入酶标试剂50 μL，空白孔除外，轻轻振荡混匀。

（7）温育。用封板膜封板后，置（37 ±1）℃温育（30 ±

1）min。

（8）洗涤。小心揭掉封板膜，用洗板机洗涤5遍，最后一次尽量叩干。

（9）显色。每孔加入显色剂A、B液各50 μL，轻轻振荡混匀，（37±1）℃避光显色（30±1）min。

（10）测定。每孔加入终止液50 μL，轻轻振荡匀混，10 min内测定结果。设定酶标仪波长于450 nm处［建议用双波长450 nm/（600～650）nm］，用空白孔调零点后测定各孔A值。

2. 结果判定

（1）临界值（CUTOFF）计算。临界值=阴性对照孔A均值×2.1（阴性对照孔A值低于0.05者按0.05计算）。

（2）阴性对照孔A值不超过0.10，阳性对照孔A值不低于0.80，否则试验无效。

（3）阴性判定。样品A值小于临界值（CUTOFF）者为HBsAg阴性。

（4）阳性判定。样品A值不低于临界值（CUTOFF）者为HBsAg阳性（注意：初试阳性应重新取样双孔复试）。

（二）乙型病毒性肝炎表面抗体检测

1. 检验方法

（1）配液。将浓缩洗涤液用蒸馏水或去离子水20倍稀释。

（2）编号。将样品对应微孔板按序编号，每板应设阴性对照3孔，阳性对照2孔和空白对照1孔。（用双波长检测，可不设空白对照孔。）

（3）加样。分别在相应孔中加入待测样品及阴、阳性对照50 μL。

（4）加酶。每孔加入酶标试剂50 μL，空白孔除外，轻轻振荡混匀。

（5）温育。用封板膜封板后，置 37 ℃温育 30 min。

（6）洗涤。小心揭掉封板膜，用洗板机洗涤 5 遍，最后一次尽量叩干。

（7）显色。每孔加入显色剂 A、B 液各 50 μL，轻轻振荡混匀，37 ℃下避光显色 15 min。

（8）测定。每孔加入终止液 50 μL，轻轻振荡混匀，10 min 内测定结果。设定酶标仪波长于 450 nm 处［建议用双波长 450 nm/（600～650）nm］，用空白孔调零点后测定各孔 A 值。

2. 结果判定

（1）临界值（CUTOFF）计算。临界值 = 阴性对照孔 A 均值 ×2.1（阴性对照孔 A 值低于 0.05 者按 0.05 计算）。

（2）阴性对照的正常范围。正常情况下，阴性对照孔 A 值不超过 0.1（若有 1 孔阴性对照 A 值大于 0.1 应舍弃，若 2 孔或 2 孔以上阴性对照 A 值大于 0.1，应重复实验）。

（3）阳性对照的正常范围。正常情况下，阳性对照孔 A 值不低于 0.8。

（4）阴性判定。样品 A 值小于临界值（CUTOFF）者为 HBsAb 阴性。

（5）阳性判定。样品 A 值不低于临界值（CUTOFF）者为 HBsAb 阳性。

（三）乙型病毒性肝炎 e 抗原检测

1. 检验方法

（1）配液。将浓缩洗涤液用蒸馏水或去离子水 20 倍稀释。

（2）编号。将样品对应微孔板按序编号，每板应设阴性对照 3 孔，阳性对照 2 孔和空白对照 1 孔。（用双波长检测，可不设空白对照孔）。

（3）加样。分别在相应孔中加入待测样品及阴、阳性对照 50 μL。

（4）加酶。每孔加入酶标试剂 50 μL，空白孔除外，轻轻振荡混匀。

（5）温育。用封板膜封板后，置 37 ℃下温育 30 min。

（6）洗涤。小心揭掉封板膜，用洗板机洗涤 5 遍，最后一次尽量叩干。

（7）显色。每孔加入显色剂 A、B 液各 50 μL，轻轻振荡混匀，37 ℃避光显色 15 min。

（8）测定。每孔加入终止液 50 μL，轻轻振荡匀混，10 min 内测定结果。设定酶标仪波长于 450 nm 处［建议用双波长 450 nm/（600～650） nm］，用空白孔调零点后测定各孔 A 值。

2. 结果判定

（1）临界值（CUTOFF）计算。临界值 = 阴性对照孔 A 均值 ×2. 1（阴性对照孔 A 值低于 0. 05 者按 0. 05 计算）。

（2）阴性对照的正常范围。正常情况下，阴性对照孔 A 值不超过 0. 1（若有 1 孔阴性对照 A 值大于 0. 1 应舍弃，若 2 孔或 2 孔以上阴性对照 A 值大于 0. 1，应重复实验）。

（3）阳性对照的正常范围。正常情况下，阳性对照孔 A 值不低于 0. 8。

（4）阴性判定。样品 A 值小于临界值（CUTOFF）者判为阴性。

（5）阳性判定。样品 A 值不低于临界值（CUTOFF）者判为阳性。

（四）乙型病毒性肝炎 e 抗体检测

1. 检验方法

（1）配液。将浓缩洗涤液用蒸馏水或去离子水 20 倍稀释。

（2）编号。将样品对应微孔板按序编号，每板应设阴性对照 3 孔，阳性对照 2 孔和空白对照 1 孔。（用双波长检测，可不设空白对照孔）。

（3）加样。分别在相应孔中加入待测样品及阴、阳性对照 50 μL。

（4）加酶。每孔加入酶标试剂 50 μL，空白孔除外，轻轻振荡混匀。

（5）温育。用封板膜封板后，置 37 ℃下温育 30 min。

（6）洗涤。小心揭掉封板膜，用洗板机洗涤 5 遍，最后一次尽量叩干。

（7）显色。每孔加入显色剂 A、B 液各 50 μL，轻轻振荡混匀，（37 ± 1）℃避光显色（30 ± 1） min。

（8）测定。每孔加入终止液 50 μL，轻轻振荡匀混，10 min 内测定结果。设定酶标仪波长于 450 nm 处［建议用双波长 450 nm/（600 ～650） nm］，用空白孔调零点后测定各孔 A 值。

2. 结果判定

（1）临界值（CUTOFF）计算。临界值 = 阴性对照孔 A 均值 ×0.5。

（2）阴性对照的正常范围。正常情况下，阴性对照孔 A 值不低于 0.8（若有 1 孔阴性对照 A 值小于 0.8 应舍弃，若 2 孔或 2 孔以上阴性对照 A 值小于 0.8，应重复实验）。

（3）阳性对照的正常范围。正常情况下，阳性对照孔 A 值不超过 0.1。

（4）阴性判定。样品 A 值大于临界值（CUTOFF）者判为阴性。

（5）阳性判定。样品 A 值不超过临界值（CUTOFF）者判为阳性。

（五）乙型病毒性肝炎核心抗体检测

1. 检验方法

（1）配液。将浓缩洗涤液用蒸馏水或去离子水 20 倍稀释。

（2）编号。将样品对应微孔板按序编号，每板应设阴性对照 3 孔，阳性对照 2 孔和空白对照 1 孔。（用双波长检测，可不设空白对照孔）。

（3）加样。分别在相应孔中加入待测样品及阴、阳性对照 50 μL。

（4）加酶。每孔加入酶标试剂 50 μL，空白孔除外，轻轻振荡混匀。

（5）温育。用封板膜封板后，置 37 ℃下温育 30 min。

（6）洗涤。小心揭掉封板膜，用洗板机洗涤 5 遍，最后一次尽量叩干。

（7）显色。每孔加入显色剂 A、B 液各 50 μL，轻轻振荡混匀，（37 ± 1）℃避光显色（30 ± 1） min。

（8）测定。每孔加入终止液 50 μL，轻轻振荡混匀，10 min 内测定结果。设定酶标仪波长于 450 nm 处［建议用双波长 450 nm/（600 ～650） nm］，用空白孔调零点后测定各孔 A 值。

2. 结果判定

（1）临界值（CUTOFF）计算。临界值 = 阴性对照孔 A 均值 ×0.5。

（2）阴性对照的正常范围。正常情况下，阴性对照孔 A 值不低于 0.8（若有 1 孔阴性对照 A 值小于 0.8 应舍弃，若 2 孔或 2 孔以上阴性对照 A 值小于 0.8，应重复实验）。

（3）阳性对照的正常范围。正常情况下，阳性对照孔 A 值不超过 0.1。

（4）阴性判定。样品 A 值大于临界值（CUTOFF）者为

HBcAb 阴性。

(5) 阳性判定。样品 A 值不超过临界值（CUTOFF）者为 HBcAb 阳性。

（六）HBV 基因分型的常用方法

(1) 基因型特异性引物 PCR 法。

(2) 限制性片段长度多肽性分析方法（RFLP）。

(3) 线性探针反向杂交法（INNO-LiPA）。

(4) PCR 微量板核酸杂交酶联免疫法。

(5) 基因序列测定法。

四、检测注意事项

(1) 在检测前，所有标本均应视为“阳性”标本，即生物危险品。

(2) 如操作中不慎洒落血液，要及时对污染台面消毒处理。

(3) 操作前一定要做好自身防护（穿白大衣、戴口罩、白帽、胶皮手套）。

(4) HBV 对低温、干燥、紫外线、70% 乙醇均有耐受性。100 ℃下煮沸 10 min、121 ℃下高压蒸汽灭菌 15 min，或 160 ℃下干热灭菌 2 h 均可灭活 HBV。5 ～ 10 g/L 次氯酸钠 30 min，1：4000 福尔马林 37 ℃ 72 h，0.5% 过氧乙酸 15 min 均可破坏其传染性。

第六章 埃博拉病毒

一、流行概况与特征

（一）分布

埃博拉病毒于1967年在德国的马尔堡首次被发现，但当时没引起人们的注意；直到1976年在苏丹南部和扎伊尔的埃博拉河地区发生不知名的病毒暴发流行，这才引起医学界的广泛关注和重视，并把该病毒取名为埃博拉病毒。目前，埃博拉病毒主要集中在非洲中部和东部的苏丹、扎伊尔、加蓬、乌干达等国家。

（二）流行环节

据WHO不完全统计，自1976年以来共暴发埃博拉出血热多次，其中大规模的暴发流行出现了8次；感染者达数万例，因此死亡的人数超过上千人。

第一次流行发生于1976年6—11月的苏丹南部。共发病284人，死亡151人，病死率为53%。第二次流行发生于1976年9月初至10月底，在相距苏丹1000 km的扎伊尔北部暴发埃博拉出血热，共发病318例，死亡280例，病死率高达88%。第三次流行发生于1979年7—10月，在苏丹南部靠近扎伊尔的恩扎拉地区又发生1次流行，发病33例，22人死亡，病死率为67%。第四次流行发生于1995年1—6月，在扎伊尔又发生1次流行，主要发生在金沙萨以东基奎特市直径150～600 km内，本次流行共发病315人，死亡245人，病死率77%。第五次流行发生于1996年2—7月，在加蓬北部的偏僻村落马雅博特村及临近村发生埃博拉出血热流行，发病97例，死亡66人，病死率为73%。这次流行主要是由于21位村民接触了1只死亡的黑猩猩后引起的，这是在埃博拉出血热多次暴发流行中，唯一一次查明了暴发原因的，而其余的起因均不得而知。第六次流行发生于2000年9月，在乌干达北部古卢（Kulu）地区暴发埃博拉出血热，截至2001年1月23日，发现埃博拉出血热患者425例，其中的224例已经死亡，病死率为52.7%。第七次流行发生于2007年，在乌干达的西开赛省暴发了埃博拉出血热，导致至少400人发病，其中174例死亡，死亡率为43.5%。第八次流行，也是疫情最为严重的一次，发生于2014年，在利比亚、塞拉利昂、几内亚、尼日利亚等西非国家暴发了埃博拉出血热疫情，截至2015年7月，已经导致了至少27000人发生感染，11000人以上死亡，死亡率为40.8%。除了这8次较大规模的暴发流行外，在此期间还出现小范围的流行及个别的散发病例；其中，致病病原体主要以EBO-S和EBO-Z型为主。

二、主要检测方法

1. 样本采集

对需要排查的病例或人员，转送定点收治医院后，医务人员须按规定做好防护和无菌操作，并尽快采集静脉血标本。采用分离胶无菌真空促凝管采集静脉血，采集量每次要求采3份，每份3～5 mL。

2. 核酸检测

可采用RT-PCR和实时（real-time）PCR等核酸扩增的方法检测。一般发病后1周内的病人血清中可检测到病毒核酸。

3. 抗原抗体检测

由于埃博拉出血热有高滴度病毒血症，因此可采用ELISA等方法检测血清中病毒抗原。免疫荧光法应用也很广泛，它可从感染动物肝、脾中检测病毒抗原。

4. 分型分析

埃博拉病毒属于丝状病毒科丝状病毒属；目前已知的埃博拉病毒有5种亚型，分别是埃博拉病毒－扎伊尔（EBO-Z）、埃博拉病毒－苏丹（EBO-S）、埃博拉病毒－莱斯顿（EBO-R）、埃博拉病毒－科特迪瓦（EBO-C）和埃博拉病毒－本迪不焦型（EBO-B）。其中，EBO-Z毒力最强，人感染后死亡率最高，EBO-S和EBO-B次之，EBO-R对人不致病，但对人以外的灵长类有致死性；EBO-C对黑猩猩有致死性，对人则毒力较弱。

三、检测注意事项

按照我国卫生部《人间传染的病原微生物名录》的规定，埃博拉病毒属于危害程度第一类的病毒，其病毒分离培养应在生物安全二级实验室中进行；未经培养的感染性材料的操作，如血清学检测、核酸检测、生化分析等操作应在生物安全三级实验室中进行；灭活后材料的操作可在生物安全二级实验室中进行。

开展埃博拉病毒的样本采集和检测，必须做好生物安全防护。采样人员必须经过生物安全培训和具备相应的采血技能，应严格做好个人防护，穿戴防渗透医用防护服、可遮盖口鼻的医用防护口罩（N95）、乳胶手套、头部面部保护罩或护目镜、鞋套或专用橡胶靴等个人防护用品后，进行血液标本采集。检测人员在进行核酸检测之前，必须先将标本置于生物安全三级实验室60 ℃下灭活1 h后，再开展核酸检测等操作。

第七章　艾滋病病毒

艾滋病病毒属于逆转录病毒科慢病毒属中的人类慢病毒组，分为1型和2型。目前，世界范围内主要流行HIV-1型。HIV-1为直径为100～120 nm球形颗粒，由核心和包膜组成。核心包括2条单股RNA链、核心结构蛋白和病毒复制所必需的酶类，含有逆转录酶、整合酶和蛋白酶。HIV-1是变异性很强的病毒，不规范的抗病毒治疗是导致病毒耐药的重要原因。HIV-2主要存在于西非，目前在美国、欧洲、南非、印度等地均有发现。HIV-2的超微结构及细胞嗜性与HIV-1相似，其核苷酸和氨基酸序列与HIV-1相比明显不同。

一、流行概况与特征

（一）分布

截至2011年1月，全球约1820万艾滋病病毒感染者接受了抗逆转录病毒药物治疗，2015年，新增15万儿童艾滋病病毒感染者，其中，半数儿童通过母乳喂养途径感染病毒。艾滋病全世界各地区均有流行，但97%以上在中、低收入国家，尤以非洲为重。专家估计，全球流行重灾区可能会从非洲移向亚洲。我国1985年报告首例外籍艾滋病（acquired immune deficiency syndrome，AIDS）病例，1995年后进入了广泛流行期。根据我国公布的最新数据显示，截至2011年年底，中国存活艾滋病病毒（HIV）感染者和艾滋病（AIDS）病人（简称HIV/AIDS病人）78万人（12万～94万人），疫情估计HIV新发感染数控制并稳定在较低水平。“四免一关怀”政策实施以来的10年，我国基本控制了艾滋病疫情上升势头，艾滋病主要流行模式从以经血液传播为主转变为以性接触传播为主，男男性行为者（MSM）HIV 感染率呈上升趋势。统计数据显示，目前，我国存活的艾滋病病毒感染者和艾滋病病人约占总人口的0.06%，即每1万人中可能有6人感染了艾滋病病毒。截至2015年10月底，全国报告存活的艾滋病病毒感染者和病人共计57.5万例，死亡17.7万人。

对2013年全国各省、直辖市、自治区AIDS流行情况进行分类并比较。聚类分析表明全国31个省、直辖市、自治区根据疾病的严重程度可划分为3个病区。第一类病区（包括广西壮族自治区和云南省）AIDS发病率与死亡率最严重，广西壮族自治区AIDS发病率为15.0363/10万，死亡率为5.9163/10万；云南省AIDS发病率为12.4748/10万，死亡率为3.5995/10万，由此说明我国AIDS疫情分布具有明显的空间聚集性。

（二）流行环节

1. 传染源

HIV 感染者和艾滋病病人是本病的唯一传染源。

2. 传播途径

HIV 主要存在于感染者和病人的血液、精液、阴道分泌物、乳汁中。传播途径包括：①性行为。与已感染的伴侣发生无保护的性行为，包括同性、异性和双性性接触。②静脉注射吸毒。与他人共用被感染者使用过的、未经消毒的注射工具，是非常重要的HIV传播途径。③母婴传播。在怀孕、生产和母乳喂养过程中，感染HIV的母亲可能会传播给胎儿及婴儿。④血液及血制品（包括人工受精、皮肤移植和器官移植）。握手，拥抱，礼节性亲吻，同吃同饮，共用厕所和浴室，共用办公室、公共交通工具、娱乐设施等日常生活接触不会传播HIV。

3. 易感人群

人群普遍易感。高危人群包括：男性同性恋者、静脉吸毒者、与 HIV 携带者经常有性接触者、经常输血及血制品者和 HIV 感染母亲所生婴儿。

二、主要检测方法

HIV/AIDS 的实验室检测主要包括 HIV 抗体检测、HIV 核酸定性和定量检测、$CD4^{+}$T 淋巴细胞计数、HIV 基因型耐药检测等。HIV-1/2 抗体检测是 HIV 感染诊断的金标准；HIV 核酸定量（病毒载量）和 $CD4^{+}$T 淋巴细胞计数是判断疾病进展、临床用药、疗效和预后的两项重要指标；HIV 基因型耐药检测可为高效抗反转录病毒治疗（HAART）方案的选择和更换提供指导。

1. HIV-1/2 抗体检测

包括筛查试验和补充试验。HIV-1/2 抗体筛查方法包括酶联免疫吸附试验（ELISA）、化学发光或免疫荧光试验、快速检测（斑点 ELISA 和斑点免疫胶体金或胶体硒快速试验、明胶颗粒凝集试验、免疫层析试验）等。补充试验常用的方法是免疫印迹法（western blotting，WB）。

2. 病毒载量测定

病毒载量一般用血浆中每毫升 HIV RNA 的拷贝数或每毫升国际单位（IU/mL）来表示。测定病毒载量的常用方法有反转录 PCR（RT-PCR）、核酸序列依赖性扩增（NASBA）技术、分枝 DNA 信号放大系统（bDNA）和实时荧光定量 PCR 扩增技术。病毒载量测定的临床意义包括预测疾病进程、提供开始抗病毒治疗依据、评估治疗效果、指导治疗方案调整，也可作为 HIV 感染诊断的参考指标。

3. $CD4^{+}$T 淋巴细胞检测

$CD4^{+}$T 淋巴细胞是 HIV 感染最主要的靶细胞，HIV 感染人体后，出现 $CD4^+T$ 淋巴细胞进行性减少，$CD4^+/CD8^+T$ 淋巴细胞比值倒置现象，细胞免疫功能受损。如果进行 HAART，$CD4^+T$ 淋巴细胞在病程的不同阶段可有不同程度的增加。目前常用的 $CD4^+T$ 淋巴细胞亚群检测方法为流式细胞术，可以直接获得 $CD4^+T$ 淋巴细胞数绝对值，或通过白细胞分类计数后换算为 $CD4^+T$ 淋巴细胞绝对数。

4. HIV 基因型耐药检测

HIV 耐药检测结果可为艾滋病治疗方案的制订和调整提供重要参考，耐药检测方法有基因型和表型检测，目前，国外及国内多用基因型。推荐在以下情况进行 HIV 基因型耐药检测：抗病毒治疗病毒载量下降不理想或抗病毒治疗失败需要改变治疗方案时；进行抗病毒治疗前（如条件允许）。对于抗病毒治疗失败者，耐药检测在病毒载量大于每毫升 400 拷贝且未停用抗病毒药物时进行，若已停药需在停药 4 周内进行基因型耐药检测。HIV 基因型检测出现 HIV 耐药，表示该感染者体内病毒可能耐药，同时，需要密切结合临床情况，充分考虑 HIV 感染者的依从性，对药物的耐受性及药物的代谢吸收等因素进行综合评判。改变抗病毒治疗方案需要在有经验的医师指导下才能进行。HIV 耐药结果阴性，表示该份样品通过基因型耐药检测未检出耐药性，但不能确定该感染者不存在耐药情况。

三、检测注意事项

（1）HIV-1/2 抗体检测筛查试验呈阴性反应可出具 HIV-1/2 抗体阴性报告，见于未被 HIV 感染的个体，但处于窗口期的新近感染者筛查试验也可呈阴性反应。若呈阳性反应，应用原有试剂和另外 1 种不同原理或不同厂家的试剂进行重复检测，或另外 2 种不同原理或不同厂家的试剂进行重复检测，若 2 种试剂复测均呈阴性反应，则为 HIV 抗体阴性；若有 1 种或 2 种试剂呈阳性反应，需进行 HIV 抗体补充试验。补充试验无

HIV 特异性条带产生，报告 HIV-1/2 抗体阴性。补充试验出现 HIV-1/2 抗体特异带，但不足以判定阳性，报告 HIV-1/2 抗体不确定，可在 4 周后随访。若带型没有进展或呈阴性反应，则报告阴性。若随访期间发生带型进展，符合 HIV 抗体阳性判定标准则为 HIV 抗体阳性。若带型仍不满足阳性标准，继续随访到 8 周。如带型没有进展或呈阴性反应则报告阴性；满足 HIV 阳性诊断标准则报告阳性，不满足阳性标准可视情况决定是否继续随访。补充试验 HIV-1/2 抗体阳性者，出具 HIV-1/2 抗体阳性确认报告，并按规定做好咨询、保密和报告工作。对于有明确 HIV 流行病学史且筛查试验阳性，补充试验不确定者可尽早行 HIV 核酸定量检测以帮助确诊。

（2）病毒载量测定是小于 18 月龄的婴幼儿 HIV 感染诊断可以采用的核酸检测方法，以 2 次核酸检测阳性结果作为诊断的参考依据，18 月龄以后再经抗体检测确认。HIV 载量检测结果低于检测下限，报告本次实验结果低于检测下限，见于没有感染 HIV 的个体、接受成功的抗病毒治疗或机体自身可有效抑制病毒复制的部分 HIV 感染者。HIV 载量检测结果高于检测下限，可结合流行病学史及 HIV 抗体初筛结果作为诊断 HIV 感染的辅助指标。病毒载量检测推荐频率：对于已接受抗病毒治疗 6 个月以上、病毒持续抑制的患者，可每 6 个月检测 1 次。HAART 6 个月内或病毒载量抑制不理想或需调整治疗方案时，病毒载量的检测频率需根据患者的具体情况由临床医师决定。若条件允许，建议未治疗的无症状 HIV 感染者每年检测 1 次。HAART 初始治疗或调整治疗方案前、初治或调整治疗方案初期每 4 ～ 8 周检测 1 次。病毒载量低于检测下限后，每 3 ～ 4 个月检测 1 次，对于依从性好、病毒持续抑制达 2 ～ 3 年以上、临床和免疫学状态平稳的患者可每 6 个月检测 1 次，但如出现 HIV 相关临床症状或使用激素或抗肿瘤化疗药物则建议每 3 个月检测 1 次 HIV 载量。

（3）一般建议对于 $CD4^+$ T 淋巴细胞计数少于每毫升350个的无症状 HIV 感染者，每6个月应检测1次；对于已接受 HAART 的患者在治疗的第一年内应每3个月检测1次，治疗1年以上且病情稳定的患者可改为每6个月检测1次。对于抗病毒治疗后患者体内病毒被充分抑制，$CD4^+$ T 淋巴细胞计数长期处于稳定水平的患者无需频繁进行检测。$CD4^+$ T 淋巴细胞计数在每毫升300～500个的患者建议每12个月检测1次；每毫升大于500个的患者可选择性进行 $CD4^+$ T 淋巴细胞计数检测。但对于以下患者则需再次定期检测 $CD4^+$ T 淋巴细胞计数：发生病毒学突破患者、出现艾滋病相关临床症状的患者、接受可能降低 $CD4^+$ T 淋巴细胞计数治疗的患者。

第八章 原　虫

第一节 隐 孢 子 虫

隐孢子虫（*Cryptosporidium* Tyzzer，1907）为体积微小的球虫类寄生虫。在多种脊椎动物体内广泛存在，为人体的重要寄生孢子虫，可引起隐孢子虫病（cryptosporidiosis）。寄生于人和大多数哺乳动物的主要为微小隐孢子虫（*C. parvum*），是一种以腹泻为主要临床表现的人畜共患性原虫病。

一、流行概况与特征

（一）分布

隐孢子虫病呈世界性分布。迄今已有 90 多个国家，至少 300 个地区有报道。各地感染率高低不一，一般发达国家或地区感染率低于发展中国家或地区。发达国家人群感染率为 0.6%～20%，发展中国家为 4%～25%。很多报道认为，本病在人体的发病率与当地的空肠弯曲菌、沙门氏菌、志贺氏菌、致病性大肠杆菌和蓝氏贾第鞭毛虫病所致的腹泻的发病率相近，但在寄生虫所致的腹泻中占首位，是儿童和免疫缺陷者腹泻的重要病因。同性恋并发艾滋病患者近半数感染隐孢子虫。在与病人、病牛接触的人群和在幼儿集中的单位，隐孢子虫腹泻暴发流行时有发生。世界每年约有 5000 万 5 岁以下儿童感染，美国 4% 的艾滋病患者感染本病，非洲和海地高达 50%。我国 14 个省（市、区）腹泻儿童患者中隐孢子虫平均感染率为 2.14%，各地感染率为 0.9%～9.7%。隐孢子虫病已被列为世界最常见的6种腹泻病之一。

一般认为隐孢子虫病多发生在2岁或5岁以下的婴幼儿，男女间无明显差异，温暖潮湿季节发病率高，农村比城市多，沿海港口城市比内地多，经济落后、卫生状况差的地区比发达地区多，畜牧地区比非牧区多，旅游者多于非旅游者。但这些情况并非绝对，也有相反的例外报道，例如在芬兰，旅游者到外地受感染是主要途径，因此，该地区的成人感染多于儿童，城市高于农村。

（二）流行环节

1. 传染源

感染了隐孢子虫的人和动物都是传染源，已知40多种动物，包括哺乳类动物，如牛、羊、犬、猫等均可作为该虫的保虫宿主。隐孢子虫病人和带虫者（包括健康带虫者和恢复期带虫者）的粪便和呕吐物中均含有卵囊，都是重要的传染源。

2. 传播途径

（1）感染途径。①动物—人传播：直接接触动物，动物粪便污染水源和食物。②人—人传播：病人与家庭成员、医务人员及护工间接触，病人排泄物污染环境间接传播。

（2）感染方式。①接触家畜和宠物的皮肤和皮毛、笼舍。②接触腹泻病人使用的衣物、床单被褥、毛巾，受污染的花园、院落和公园的垃圾。③婴儿通过接触尿布感染，如家庭成员及保姆手污染，换尿布时交叉感染。④痰液和呕吐物飞沫传播。⑤食用生的受隐孢子虫卵囊污染的食物，尤其生食贝类食品。软体动物鳃部因为过滤富集了大量的卵囊。卵囊在海水中可存活1年，在牡蛎中存活14天。⑥饮用或使用污染的水（用于洗浴，游泳以及直接饮用）。⑦医源性传播，如脏器移植而感染者也有报道。⑧肛门周围的皮肤（口—肛门接触，对于性伙伴更重要）。⑨在流行区旅游感染。⑩媒介节肢动物（苍蝇、蟑螂等）机械性携带隐孢子虫卵囊。家蝇可实验性携带卵囊，在牛棚及周围采集的苍蝇查见卵囊。

3. 易感人群

人对隐孢子虫普遍易感。婴幼儿、艾滋病患者、接受免疫抑制剂治疗的病人，以及先天或后天的免疫功能低下者则更易感染隐孢子虫。大量应用多种抗生素、患水痘、麻疹和经常感冒者等均易感本虫。

二、主要检测方法

（一）样品采集

1. 粪样

可取腹泻病人粪便；播散性隐孢子虫病则用十二指肠引流法或肠检胶囊取胆汁、十二指肠液。粪便或组织液可以硫酸锌低速离心浮聚法或醛醚沉淀法浓缩卵囊。

2. 病理样本

用内窥镜进入小肠直接检查肠壁病变情况，发现可疑病变直接夹取病变组织检查病理变化和病原体；甚至可考虑肝脏活检以检查胆管上皮细胞，以及支气管肺泡灌洗，在上皮细胞内找到隐孢子虫，即可确诊。

（二）病原学检测

早期对隐孢子虫病的诊断须进行肠黏膜活组织检查，近年则主要从粪便中查出卵囊确诊。检查方法多用粪便直接涂片染色法。水样泻的临床症状可作为参考。

1. 粪便涂片制备

制备中等厚度粪便涂片，以覆在报纸上时可透过涂片看到字为宜。将粪便在玻片上涂成直径约为 1.5 cm 大小的圆形或椭圆形粪便涂片，待自然干燥后，用无水甲醇固定 3 ～5 min。

2. 检查方法

（1）金胺 - 酚染色法。新鲜或甲醛固定后的标本均可用此法，染色后在荧光显微镜下观察。卵囊圆形呈明亮乳白－黄绿色荧光。低倍镜下为圆形小亮点，周边光滑，虫体数量多时可遍布视野，犹如夜空中繁星。高倍镜下卵囊壁薄，中央淡染，似环状。本法简便、敏感，适用于批量标本的过筛检查。

（2）改良抗酸染色法。染色后背景为蓝绿色，卵囊呈玫瑰色，圆形或椭圆形，囊壁薄，内部可见1～4个梭形或月牙形子孢子，有时尚可见棕色块状的残留体。但粪便标本中多存在红色抗酸颗粒，形同卵囊，难以鉴别。

（3）金胺酚－改良抗酸染色法。先用金胺－酚染色，再用改良抗酸染色复染，用光学显微镜检查，卵囊形态同抗酸染色所示，但非特异性颗粒呈蓝黑色，颜色与卵囊不同，有利于查找卵囊。这优化了改良抗酸染色法，提高了检出率。

（三）免疫学检测

隐孢子虫病的免疫学诊断近年发展较快，具有弥补粪检不足的优点。

1. 粪便标本的免疫诊断

粪便标本的免疫诊断均需采用与卵囊具高亲和力的单克隆抗体。在IFAT的检测中，卵囊在荧光显微镜下呈明亮黄绿色荧光，特异性高、敏感性好。适用于对轻度感染者的诊断和流行病学调查。采用ELISA技术检测粪便中的卵囊抗原，敏感性、特异性均好，无需显微镜。流式细胞计数法可用于卵囊计数，考核疗效。

2. 血清标本的免疫诊断

血清标本的免疫诊断常采用IFAT、ELISA和酶联免疫印迹试验（enzyme-linked immunoblotting，ELIB），特异性、敏感性均较高，可用于隐孢子虫病的辅助诊断和流行病学调查。

（四）核酸检测

1. 核酸提取

新鲜粪便样本或 -20 ℃保存样本，均可直接用于核酸提取，如贮存在2.5%重铬酸钾溶液中的卵囊阳性粪便样本，核酸提取之前用去离子水洗涤除去残留的重铬酸钾，以3000 r/min离心10 min，重复3次，去上清液并用去离子水重悬沉淀物。核酸提取采用粪样或土壤中微生物的核酸提取试剂盒，并按试剂盒说明书要求操作，-20 ℃下保存，作为PCR的DNA模板。

2. 分子生物学检测

目前隐孢子虫的分子生物学检测方法主要有常规PCR、巢式PCR、RT-PCR、限制性核酸内切酶片段长度多态性（restriction fragment length polymorphism，RFLP）分析技术、生物芯片（bio-chip）技术等。有报道巢式PCR技术甚至可以检出含一个卵囊的水样本中的卵囊。与普通方法相比，RT-PCR可以区别卵囊有无感染力，在流行病学研究中有重要意义。但是常规的PCR方法无法鉴别隐孢子虫虫种和基因型。目前，国外已将隐孢子虫以及其他肠道寄生虫的多个特异性基因序列，经多重PCR（multiplex PCR）扩增、荧光标记后，与固化在基因芯片上的探针特异性结合，可以快速准确地检测临床样本及环境标本中的隐孢子虫和其他肠道寄生虫。

近年来，将敏感性和特异性都较好的PCR技术用于临床标本和环境水样本中的隐孢子虫基因检测已逐渐增多。近年来发展的免疫磁珠分离结合PCR技术可提高敏感度。

三、检测注意事项

（1）粪便样品送检可用新鲜的，或保存于10%福尔马林缓冲液中，或悬浮于贮存介质中，贮存介质由重铬酸钾水溶液组成（终浓度2.5%）。

（2）单纯使用粪便直接涂片法进行检查其阳性率很低，目前多用漂浮法或沉淀法先将卵囊浓集，再通过各种染色法对涂片进行染色后检查，极大地提高了粪便的阳性率。

（3）粪便（水样或糊状便为好）直接涂片染色，检出卵囊即可确诊。有时呕吐物和痰也可作为受检标本。

（4）形态学检测时，注意与环孢子虫及微孢子虫鉴别。

第二节　疟　原　虫

疟原虫（malaria parasite）寄生于人及多种哺乳动物，少数寄生于鸟类和爬行类动物，目前，已知有130余种。疟原虫为按蚊传播的孢子虫，是疟疾（malaria）的病原体。疟疾，是由疟原虫寄生于红细胞内所引起的传染病，是一种严重危害人体健康的寄生虫病，全世界约二分之一的人口受其威胁。中华人民共和国成立前疟疾流行猖獗，被列为五大寄生虫病之一。目前大部分地区疫情被控制或明显下降，但消灭疟疾的任务仍很艰巨。

疟原虫有蚊虫和人这两类宿主，包括蚊体内的有性繁殖和人体内的无性增殖，携带疟原虫的按蚊通过叮咬人而传播疟疾，引起疟疾寒热往来发作，俗称“打摆子”。而其他种类的疟原虫会感染多种动物，包括其他灵长目动物、啮齿目动物、鸟类及爬虫类。

一、流行概况与特征

（一）分布

疟疾广泛流行于世界各地，北纬60°至南纬30°，海拔2771 m高至海平面以下396 m广大区域均有疟疾发生。据WHO统计，仍有90多个国家和地区为疟疾流行区，全球每年发病人数达3亿～5亿，年死亡人数达100万～200万。全球疟疾主要分布在非洲、加勒比海地区、中美、南美、东亚、东南亚、中东、印度次大陆、南太平洋地区和东欧等。疟疾在我国分布广泛，除青藏高原外，遍及全国。一般北纬 32° 以北（长江以北）为低疟区；北纬 25°～32°（长江以南，台北、桂林，昆明连线以北）为中疟区；北纬 25° 以南为高疟区。但实际北方有高疟区，南方也有低疟区。间日疟分布最广；恶性疟次之，以云贵、两广及海南为主；三日疟散在发生。我国除西北地区和东北地区北部以外，都是疟疾流行区。当前云南、海南两省流行较严重，湖北、安徽、河南、江苏等省的疫情不稳定，发病较多。

本病流行受温度、湿度、雨量以及按蚊生长繁殖情况的影响。温度高于 30 ℃ 或低于 16 ℃ 则不利于疟原虫在蚊体内发育。适宜的温度、湿度和雨量利于按蚊孳生。因此，北方疟疾有明显季节性，而南方常终年流行。疟疾通常呈地区性流行。然而，战争、灾荒、易感人群介入或新虫株导入，可造成大流行。

（二）流行环节

1. 传染源

疟疾现症病人和病原携带者，当其外周血液中存在配子体时成为传染源。但配子体的数量、成熟程度及雌雄比例影响着传染源的作用。间日疟原虫的配子体常在原虫血症 2 ～ 3 天后出现，恶性疟原虫配子体在外周血中出现较晚，一般在原虫血症后 7 ～ 11 天才出现，因此间日疟患者在发病早期即具有传染作用。血中带红细胞内期疟原虫的献血者也可通过供血传播疟疾。

2. 传疟媒介

经媒介按蚊叮咬传播或/和血液传播。我国主要的传疟按蚊是中华按蚊、嗜人按蚊、微小按蚊和大劣按蚊。蚊虫种群数量、寿命、嗜血习性、吸血次数与疟疾流行有关。

3. 易感人群

不同种族、性别、年龄和职业的人，除具有某些遗传特征的人群外，对4种疟原虫普遍易感。

除了因某些遗传因素对某种疟原虫表现出不易感的人群及高疟区婴儿可从母体获得一定的抵抗力，其他人群对人疟原虫普遍易感。反复多次的疟疾感染可使机体产生一定的保护性免疫力，因此，疟区成人发病率低于儿童，而外来的无免疫力的人群，常可引起疟疾暴发。

疟疾的流行除需具备上述3个基本环节外，传播强度还受自然因素和社会因素的影响。自然因素中温度和雨量最为重要，适合的温度和雨量影响着按蚊的数量和吸血活动及原虫在按蚊体内的发育。全球气候变暖，延长了虫媒的传播季节是疫情回升的原因之一。社会因素如政治、经济、文化、卫生水平及人类的社会活动等直接或间接地影响疟疾的传播与流行。我国有些地区疫情上升，其主要原因是经济开发后流动人口增加，输入病例增多，引起传染源扩散。

二、主要检测方法

（一）样本采集

用一次性采血针耳垂或手指末端采血，婴儿可从拇趾或足跟取血。

（二）病原学检测

血涂片的制作

厚、薄血膜染色镜检是目前最常用的方法。用一次性采血针在耳垂或指端采血，婴儿可从拇趾或足跟采血。取血在表面洁净、无刮痕的载玻片上涂制薄血膜和/或厚血膜。用推片的左下角刮取血液4～5 μL，再用该端中部刮取血液1.0～1.5 μL。将左下角的血滴涂于载玻片的中央偏左，由里向外划圈涂成直径0.8～1 cm的圆形厚血膜。厚血膜的厚度以一个油镜视野内可见到5～10个白细胞为宜。用干棉球抹净角上的血渍，然后将推片下缘平抵载玻片的中线，当血液在载玻片与推片之间向两侧扩展至约2 cm宽时，使2张玻片所成角度保持25°～35°，从右向左迅速向前推成舌状薄血膜。

取外周血制作厚、薄血膜，经姬氏或瑞氏染液染色后镜检查找疟原虫，因其简便易行，结果可靠，至今仍是最常用的方法。该法虽然简便、成本低，但一般观察极限为每微升血液50个原虫，故原虫血症低于此值时，易产生误诊或漏诊。薄血膜中疟原虫形态完整，被感染红细胞未被破坏，容易识别和鉴别虫种，但原虫密度低时容易漏检。厚血膜由于原虫集中易检获，其检出率是薄血膜的15～25倍，但制片过程中红细胞溶解，原虫形态有所改变，虫种鉴别较困难。厚、薄血膜各有优缺点，最好是1张玻片上同时制作厚、薄2种血膜，如果在厚血膜查到原虫而鉴别有困难时，可再检查薄血膜。

（三）免疫学检测

1. 循环抗体检测

迄今所有应用的疟疾血清学试验仍是基于疟原虫无性期抗体的检测。抗疟原虫抗体在感染后2～3周出现，4～8周达高峰，然后下降。重复感染或复发，抗体上升较快，且抗体的水平比初次感染高，持续时间长。由于抗体在患者治愈后仍能持续一段时间，且广泛存在着个体差异，因此抗体检测在临床上仅作为辅助诊断，一般无早期诊断价值，而主要用于疟疾流行病学调查、防治效果评估及输血对象筛选。常用方法有IFA、IHA和ELISA等。

2. 循环抗原检测

利用血清学方法检测疟原虫循环抗原，能更好地说明受检对象是否有活动感染，是诊断现症患者或带虫者的重要方法。常用的方法有放射免疫试验、抑制法酶联免疫吸附试验、夹心法酶联免疫吸附试验和快速免疫色谱测试卡（immuno chromatographic，ICT）等。近年来，热带病培训研究特别规划署（Special Programme for Research and Training in Tropical Diseases，TDR）推出由单抗等制备的免疫浸条，用于检测患者血浆中特异抗原，简便易行，灵敏性、特异性高，诊断试剂盒在国外已商品化并小规模现场应用，我国学者正在研制中。

（四）核酸检测

PCR 和核酸探针已用于疟疾的诊断，分子生物学检测技术的最突出的优点是对低原虫血症检出率较高。用核酸探针检测恶性疟原虫，其敏感性可达感染红细胞百万分之一的原虫密度。但操作烦琐且需要较高实验室条件，故难推广应用。

PCR 诊断疟疾的敏感性和特异性很高，能确诊现症患者。我国已建立了同时检测间日疟原虫和恶性疟原虫的复合 PCR 系统，可扩增出 2 种疟原虫的 DNA 片段，有助于诊断混合感染，可区分交叉反应，是有广泛应用前景的检测手段。

聚合酶链反应 - 酶联免疫吸附试验（PCR-ELISA），是 1993 年以来使用的疟疾诊断方法。该法是应用生物素标记的可诱导 4 种疟原虫共有基因扩增的引物对未知样品进行扩增，后在已被应用 4 种疟原虫特异性基因探针包被的酶标板内进行杂交及显色试验。可在进行疟疾诊断的同时进行种属鉴定，能对多种疟原虫同时感染进行诊断。用滤纸片干血滴提取 DNA 可达同样效果。研究证明此法特异性高，敏感性强，检测极限达到每微升血液 1.5 个。此法主要缺点是实验成本高，限制了临床广泛应用。

三、检测注意事项

从受检者外周血液中检出疟原虫是确诊的最可靠依据，最好在服药以前取血检查。选择适宜采血时间对提高检出率是非常必要的，恶性疟在发作开始时，间日疟、三日疟在发作后数小时至 10 余小时采血为宜。

第三节　蓝氏贾第鞭毛虫

蓝氏贾第鞭毛虫简称贾第虫。主要寄生于人和某些哺乳动物的小肠、胆囊，主要在十二指肠，可引起腹痛、腹泻和吸收不良等症状，致贾第虫病，为人体肠道感染的常见寄生虫之一。蓝氏贾第鞭毛虫分布于世界各地。由于旅游事业的发展，在旅游者中发病率较高，故又称旅游者腹泻，已引起各国的重视。蓝氏贾第鞭毛虫感染的患者，以无症状带虫者居多。潜伏期多在 2 周左右，甚至可达数月不等。临床症状视病变部位异，其表面多种多样，症状轻重也有不同。近年来，由于贾虫病常与艾滋病合并感染，因此更加引起人们的重视。

一、流行概况与特征

（一）分布

贾第虫病呈世界性分布，在苏联特别严重，美国近于流行，而发展中国家感染人数约为 2.5 亿，全球感染 4%～42%。10 岁以下儿童的感染率可达 15%～20%。不仅在发展中国家流行，在发达国家，也是常见的肠道虫病，英国与意大利的感染率分别为 0.94%～4.66% 41%～10.99%。该病在中国分布也很广泛，各地感染 48%～10%，儿童高于成人，夏秋季节发病率较高。人的传染源，尤其携带包囊者，往往一人带包囊全家感内外均有记载。包囊是传播的主要环节，人因吞食被包的水和食物而感染。由于粪便中包囊的数量大，在外中抵抗力强，感染方式简单，故本虫流行分布广泛。告，在美国发现水獭可带包囊，并发现牛、马、羊、犭也有此虫，在流行病学上可能有一定的意义，应予以重

（二）流行环节

1. 传染源

传染源为粪便内含有包囊的带虫者或患者。

2. 传播途径

人饮用被包囊污染的食物或水而感染。因水源污染而引起贾第虫病的流行，在国外尤其是旅游者屡有报道。包囊，在水中可存活 4 天，在含氯化消毒水（0.5%）中可活 2～3 天。在粪便中包囊的活力可维持 10 天以上，但在 50 ℃或干燥环境中很易死亡。包囊在蝇消化道内可存活 24 h，在蟑螂消化道内经 12 天仍有活力。这表明昆虫在某些情况下可能成为传播媒介。

3. 易感人群

一般人群均易感，在男性同性恋者、胃切除病人、胃酸缺及免疫球蛋白缺陷病人易受感染，儿童患者多见。

二、主要检测方法

一）样本的收集

患者粪便标本的收集

写流行或暴发时，依据患者的数量及分布范围，决定采取标本的份数。所采集的粪便标本应尽快送检。运送时间超过 2 h 在冰浴条件下送检。

集十二指肠抽出液

二指肠抽出液，用于胆道感染的诊断，也可提高肠道感染检出率。

3. 患者血液

采血液分离出血清，检查其中的特异性抗体，可提高肠道感染检出率。

（二）病原学检测

1. 粪便检查

用生理盐水涂片法检查滋养体，经碘液染色涂片检查包囊，通常在糊状便和成形粪便中检查包囊，而在水样稀薄的粪便中查找滋养体。贾第虫在发育过程中有滋养体和包囊 2 期。

2. 滋养体的检查

滋养体在腹泻病人的粪便和十二指肠液中，可用生理盐水直接涂片，用光学显微镜检查。形态从正面观呈倒置纵切梨形，前端钝圆，后端尖细，大小为（12 ～ 15） pm ×（6 ～ 8） μm，厚 2 ～ 4 μm。侧面观呈飘状，背面隆起，腹部内陷形成吸盘。在新鲜标本中，虫体靠鞭毛摆动很活泼。

3. 包囊的检查

包囊出现在成形粪便或十二指肠液中，可用碘液染色法、甲醛乙醚沉淀法和硫酸锌离心浮聚法检查。包囊的形成呈间歇性，宜隔天检查，连续 3 天。包囊呈椭圆形，大小为（8 ～ 12） μm ×（7 ～ 10） μm。囊壁与虫体之间有明显的不均匀空隙，成熟包囊内有 4 个核。

（三）免疫学检测

免疫学检测为辅助诊断，有 ELISA、IFA 和对流免疫电泳（counter immunoelectrophoresis，CIE）等方法，其中 ELISA 简单易行、检出率高（92% ～ 98.7%），适用于流行病学的调查。可分为检测血清内抗体和检测粪抗原。

1. 检测抗体

自从蓝氏贾第鞭毛虫纯培养成功后，由于高纯度抗原制备已成可能，故大大提高了免疫诊断的灵敏性与特异性。我国已建立 2 株蓝氏贾第鞭毛虫的培养，为国内开展免疫诊断提供了条件。通过 ELISA 和 IFA 检查患者血清抗体。

2. 检测抗原

可用酶联免疫试验（双夹心法）、斑点酶联免疫吸附试验

(Dot-ELISA)、CIE 等检测粪稀释液中的抗原。粪抗原检测不但可用于诊断，也可用于观察疗效。

(四) 核酸检测

近年有用 PCR 检测蓝氏贾第鞭毛虫核糖体 RNA（rRNA）基因产物，可检测出相当于 1 个滋养体基因组 DNA 量的扩增拷贝，也可用放射性标记的染色体 DNA 探针检测滋养体和包囊，对粪便样本中贾第虫的检测具有较高的敏感性和特异性，但目前此法还不能替代常规的病原检查广泛应用于临床。

三、检测注意事项

由于包囊形成有间歇的特点，故检查时以隔天粪检并连续 3 次以上为为宜，粪便检查应“三送三检”。“三检”阳性率可提高到 97%，十二指肠引流物、小肠黏液或活检组织中均可查到虫体。

第四节　刚地弓形虫

刚地弓形虫（*Toxoplasma gondii*，Nicolle 和 Manceaux，1908）是猫科动物的肠道球虫，由法国学者 Nicolle 及 Manceaux 在刚地梳趾鼠（*Ctenodactylus* gondii）单核细胞内发现，虫体呈弓形，命名为刚地弓形虫。寄生于细胞内，随血液流动，到达全身各部位，破坏大脑、心脏、眼底，致使人的免疫力下降，患各种疾病。该虫呈世界性分布，人和许多动物都能感染，引起人畜共患的弓形虫病，尤其在宿主免疫功能低下时，可造成严重后果，属机会致病原虫（opportunistic protozoan）。

一、流行概况与特征

(一) 分布

该病为动物源性疾病，世界性分布，分布于全世界五大洲的各地区，许多哺乳动物（约 14 种）、鸟类是本病的重要传染源，人群感染也相当普遍，主要与食肉习惯、肉类烹调和卫生条件有关。据血清学调查，普查人群的抗体阳性率为 25%～50%；我国为 5%～20%，多数属隐性感染。造成广泛流行的原因有：①多种形态（生活史）都具感染性；②中间宿主广，家畜家禽均易感；③可在终宿主与中间宿主之间、中间宿主与中间宿主之间多向交叉传播；④包囊可长期生存在中间宿主组织内；⑤卵囊排放量大，且对外环境抵御力亦强。

（二）流行环节

1. 传染源

随粪便排出弓形虫卵囊的猫科动物是最重要传染源，其次为感染弓形虫的其他哺乳动物、鸟类等温血动物。弓形虫可通过胎盘感染胎儿，故受感染的母亲也是传染源。

2. 传播途径

弓形虫的感染阶段为卵囊、包囊以及滋养体。弓形虫有多种侵入途径，即经口、胎盘、输血或器官移植、损伤的皮肤和黏膜等。

（1）先天性感染。孕妇孕期感染后，只有在母体发生原虫血症时，才可通过胎盘传染给胎儿，导致先天性弓形虫病。胎盘病变可致流产。

（2）获得性感染。①经口感染：食入生的或半生的含有弓形虫的肉和肉制品、蛋制品、奶类，而卵囊可通过饮水、未洗净的蔬菜等被污染食品，甚至苍蝇或蜚蠊携带进行传播；②输血或器官移植感染；③其他偶有实验人员被动物意外咬伤而感染。

3. 易感人群

人类对弓形虫普遍易感，尤其是胎儿、婴幼儿、肿瘤和艾滋病患者等。长期应用免疫抑制剂及免疫缺陷者可使隐性感染复燃而出现症状。职业、生活方式、饮食习惯与弓形虫感染率有密切关系。

二、主要检测方法

（一）采集样本

取外周血或脑脊液、视网膜下渗液、房水、胸腔积液、腹水、羊水等待检血液或体液。

（二）病原学检测

病原学检查具确诊意义，由于弓形虫寄生于细胞内，且无组织器官选择性，病原检查较为困难。对可疑患者的体液及病变组织可用以下方法检查。

1. 直接镜检

取外周血或脑脊液、视网膜下渗液、房水、胸腔积液、腹水、羊水等待检血液或体液，以 500 r/min 离心 10 min，取沉淀液进行涂片，经干燥、固定和 Giemsa 法染色，病理切片后经 Giemsa 法染色，光镜下若检测到引出虫包囊或速殖子（假包囊）则判为病原学阳性。

2. 动物接种

取外周血或脑脊液、视网膜下渗液、房水、胸腔积液、腹水、羊水等待检血液或体液，无菌接种于 6 ～8 周龄清洁级健康小鼠腹腔内，每只接种 1 mL。逐日观察，若接种 2 ～3 周后小鼠出现皮毛松竖、不活泼、弓背、闭目、腹部膨大、颤动或呼吸急促等症状，应立即剖杀。取小鼠腹腔液以及肝、脾、脑等组织，经研磨过滤，以 500 r/min 离心 10 min 后制成涂片，Giemsa 法染色后镜检，若查到弓形虫速殖子（假包囊）或包囊则判为病原学阳性。若首次接种结果为阴性或小鼠未发生死亡，则在无菌操作下取其脑、肝、心、肺、淋巴结等组织各 2 g，放入组织研钵中研磨成匀浆，加入 0.9% 生理盐水配制成 10%～20% 的组织悬浮液，再次接种至 6 ～8 周龄清洁级健康小鼠腹腔内。小鼠盲传至少 3 代，每 2 周 1 次，若查到弓形虫则判为病原学阳性。

（三）免疫学检测

鉴于弓形虫病原学检查的不足和血清学技术的进展，血清诊断已成为当今广泛应用的诊断手段，方法种类较多。

1. 染色试验（dye test，DT）

此法为经典的特异血清学方法，采用活滋养体在有致活因子的参与下与样本内特异性抗体作用，使虫体表膜破坏不为着色剂美蓝所染。镜检见虫体不被蓝染者为阳性，虫体多数被蓝染者为阴性。

2. IHA

此法特异、灵敏、简易，适用于流行病学调查及筛查性抗体检测，应用广泛。

3. IFA

以整虫为抗原，采用荧光标记的二抗检测特异抗体。此法可测同型及亚型抗体，其中测 IgM 适用与临床早期诊断。

4. ELISA

本法特异性高，敏感性强，简便快速，操作易自动化。用于检测患者血清特异性抗体或弓形虫循环抗原，已有多种改良法广泛用于早期急性感染和先天性弓形虫病的诊查。

（四）核酸检测

PCR 及其衍生的 DNA 扩增技术可测定体液和组织中的弓形虫 DNA，具有高度的特异性和敏感性，简便快速，重复性好等优点，已被广泛用于个例诊断或食品卫生监测。近年来将 PCR 及 DNA 探针技术应用于检测弓形虫感染，更灵敏、特异，有早期诊断的意义。

三、检测注意事项

（1）一般采用脏器组织涂片检测病原体，快速而简便，但容易漏检。不同脏器弓形虫的检出率有差别，肝、肠、胃、肺等淋巴结的检出率较高。因此，采样检测时，以肝门淋巴结为主，辅以肠、胃、肺淋巴结，作为病原学诊断弓形虫的样本。

（2）弓形虫抗体检测是目前最主要的辅助检查方法，由于当前所用抗原主要有速殖子可溶性抗原（胞质抗原）和胞膜抗原，前者的抗体出现较早（用染色试验，间接免疫荧光试验检测），而后者的抗体出现较晚（用间接血凝试验等检测），同时采用多种方法检测可起互补作用，从而提高检出率。另外，同时由于弓形虫在人体细胞内可长期存在，故检测抗体一般难以区别现症感染或以往感染，通常需联合进行 IgG 和 IgM 抗体平行检测，同时可根据抗体滴度的高低以及其动力学变化加以判断。

第五节　利什曼原虫

利什曼原虫（*Leishmania* spp.）泛指利什曼虫属的锥体虫科原虫，寄生于人或脊椎动物的单核—吞噬细胞系统，引起利什曼病（leishmaniasis），本病是严重危害人体健康的寄生虫病，在 2000 年被世界卫生组织列为重点防治的 10 种热带病之一。在我国流行的是杜氏利什曼原虫（*L. donovani*），它能引起黑热病，又名黑热病原虫。

一、流行概况与特征

（一）分布

利什曼病分布于全球 80 多个国家和地区，估计患病人数在 1500 万以上，死于本病的人数为 4.2 万。HIV 感染者中的利什曼病急剧增加。皮肤利什曼病主要分布于非洲、拉丁美洲、西南亚、地中海盆地等地区，传播媒介为白蛉属（*Phle-*

botomus spp.）和罗岭属（*Lutzomyia* spp.）岭种。保虫宿主除犬、猫外，还有猴、牛、棕熊及某些啮齿动物。在我国，皮肤利什曼病最早发现于20世纪80年代，在新疆和台湾有病例报道，患者以青壮年为多，传播媒介是硕大白岭吴氏亚种，防治工作尚待开展。黏膜皮肤利什曼病分布于中、南美洲，非洲的埃塞俄比亚和苏丹也有病例报告，传播媒介为罗岭，保虫宿主为犬、猫、熊及啮齿动物。内脏利什曼病主要流行于亚洲的印度、中国、孟加拉国和尼泊尔，东非、北非、欧洲的地中海沿岸国家和地区，中美洲、南美洲的部分国家也有此病流行，传播媒介为白蛉，保虫宿主主要为犬。

杜氏利什曼虫主要流行于非洲、亚洲、欧洲南部和南美洲，由它引起的内脏利什曼虫病又称黑热病。杜氏利什曼虫致病性很强，患者如不治疗，死亡率可达90%以上。热带利什曼原虫主要见于中东、非洲西部、地中海、中亚细亚、印度等。巴西利什曼原虫主要分布在墨西哥中部与阿根廷北部之间的地区。墨西哥利什曼原虫分布范围较窄，主要集中在墨西哥南部山区。中国仅有杜氏利什曼原虫1种，分布在长江以北，是中国五大寄生虫病之一。黑热病在我国长江以北的16个省、直辖市、自治区曾广泛流行，包括辽宁、河北、北京市、山东、江苏、安徽、河南、湖北、陕西、山西、四川、甘肃、青海、宁夏、内蒙古和新疆，但到1958年，我国已基本控制了黑热病的流行。流行病学上大致可分为3种主要类型：人源型（平原型）、人犬共患型（山丘型）、野生动物源型（荒漠型）。

（二）流行环节

内脏利什曼病或黑热病病原贮藏在家犬体内，再由犬类传给人类，成为人犬共传的传染病。在国外主要流行犬内脏利什曼病或犬黑热病的地区，本病的流行与当地人类黑热病的传播有密切关系。利什曼病的传播媒介是白蛉属（东半球）和罗蛉属（西半球）的吸血昆虫。

本病的流行发生与气候环境关系密切。如在亚洲的一些地区、中东、地中海盆地以及南美洲，利什曼病主要发生在海拔不低于2000 ft（约609.6 m），平均年相对湿度不低于70%，气温在7.2～37.2 ℃的热带和亚热带地区。这些地区的气候和植被适于利什曼原虫传播媒介的繁殖。

二、主要检测方法

（一）病原检查

1. 穿刺检查

（1）涂片法。以骨髓穿刺物做涂片、染色，镜检。此法最为常用，原虫检出率为80%～90%。淋巴结穿刺应选取表浅、肿大者，检出率为46%～87%。也可做淋巴结活检。脾穿刺检出率较高，可达90.6%～99.3%，但不安全，较少用。

（2）培养法。将上述穿刺物接种于NNN培养基，置22～25 ℃温箱内。经1周，若培养物中查见活动活泼的前鞭毛体，则判为阳性结果。操作及培养过程应严格注意无菌。

（3）动物接种法。穿刺物接种于易感动物（如地鼠、BALB/c小鼠等），1～2个月后取肝、脾作印片或涂片，瑞氏染液染色，镜检。

2. 皮肤活组织检查

在皮肤结节处用消毒针头刺破皮肤，取少许组织液，或用手术刀乱取少许组织作涂片、染色、镜检。

（二）免疫学检测

1. 检测血清抗体

ELISA、IHA、CIE、IF、直接凝集试验（direct agglutination test，DAT）等，阳性率高，假阳性率也较高。近年来，用分子生物学方法获得纯抗原，降低了假阳性率。

2. 检测血清循环抗原

单克隆抗体抗原斑点试验（McAb-AST）用于诊断黑热病，阳性率高，敏感性、特异性、重复性均较好，仅需微量血清即可，还可用于疗效评价。

免疫学检测皮内试验须在患者获得痊愈后，才呈阳性反应，且维持时间很长，甚至终生保持阳性，故不能作为现症患者诊断方法，但用于确定疫区与非疫区、判断流行程度及考核防治效果，具有一定价值。近年来，免疫学诊断由检测抗体转移到检测循环抗原。如单克隆抗体－抗原斑点试验（McAb-AST），用于诊断黑热病，阳性率达97.0%，敏感性、特异性、重复性均好，且具有简易可行，仅需微量血清等优点，必要时还可做定量测定。该法还具有能反映现行感染、疗效考核等优点。IFA及ELISA等方法也有较高敏感性，但有交叉反应。

（三）核酸检测

近年来，用PCR及DNA探针技术检测黑热病取得较好的效果，敏感性、特异性高，显示良好前景。PCR法扩增杜氏利什曼原虫k-DNA片段，阳性率为95.5%，与骨髓涂片符合率达91%，对照全部为阴性。RT-PCR敏感性更高。DNA探针杂交法取材方便，有较高的敏感性和特异性。最近新开发的Dip-stick法，将利什曼原虫重组抗原rk39制备成Dip-stick试纸条，携带方便，操作简易，可快速得出结果，阳性反应为蓝色条带。结果与骨髓穿刺涂片、ELISA试验的符合率均为100%。本法无需昂贵仪器和设备，可达到快速、敏感、特异的要求，为其他诊断方法所不及。

三、检测注意事项

（1）近年来，有将寄生于巨噬细胞内的组织胞浆菌误判为无鞭毛体的报道，由于组织胞浆菌所致播散型组织胞浆菌病的临床表现与黑热病极相似，应注意鉴别诊断。

（2）利什曼原虫病易与疟疾、伤寒、结核病及各种痢疾等病相混，但结合临床表现和实验室检查可做出诊断。

第六节　锥　　虫

锥虫是血鞭毛原虫，约有20种，寄生于鱼类、两栖类、爬虫类、鸟类、哺乳类以及人的血液或组织细胞内。寄生于人的锥虫依其感染途径可分为两大类，即通过唾液传播的涎源性锥虫与通过粪便传播的粪源性锥虫。由锥虫寄生人体引起的原虫病，有2种截然不同的类型，即非洲锥虫病和美洲锥虫病，也是WHO在“热带病特别规划”中要求加强防治的6类疾病之一。

一、非洲锥虫病

非洲锥虫病（African Trypanosomiasis）亦称睡眠病（Sleeping sickness），系由罗得西亚锥虫（*Try-panosoma brucei rhodesiense*）或冈比亚锥虫（*Trypanosoma brucei gambiense*）所致的中枢神经系统感染性疾病，借舌蝇（采采蝇）传播，流行于非洲南北纬20°之间。早期临床表现为长期不规则发热、全身淋巴结肿大、皮疹，晚期以神经系统症状为主，出现严重头痛、反应迟钝、肌肉震颤、昏睡甚至昏迷死亡。

（一）流行概况与特征

1. 分布

布氏锥虫冈比亚亚种分布于中非和西非，感染引起慢性布氏冈比亚锥虫病，占整个病例的95%以上；而布氏锥虫罗德西亚亚种主要分布在东非和南非，感染引起急性临床症状，即布氏罗德西亚锥虫病，占整个病例的5%以下。本病流行于非洲大陆北纬14°至南纬29°，与舌蝇的分布密切相关。舌蝇嗜潮湿，主要见于非洲湿热丛林、大草原、河谷地带。近40个非洲国家 6 亿人受威胁，约 50 万人被感染。每年新报告病例约 25000 人，但实际发病率更高，与社会经济状况恶化、战争、自然灾害有关，随着国际交往增多，在非流行区也应警惕。

2. 流行环节

（1）传染源。冈比亚锥虫病的传染源为人；罗得西亚锥虫病的传染源除人外，尚有某些野生动物，如羚羊、山羊、猴等。

（2）传播途径。锥虫病借舌蝇传播，主要传播冈比亚锥虫和罗得西亚锥虫者分别为须舌蝇（*Glossina palpalis*）和刺舌蝇（*G. morsitans*）。舌蝇叮咬病人时，锥虫即随血到达蝇胃中，并在该处繁殖发育，然后移行到唾液腺发育成为感染性锥虫，通过叮咬正常人传播本病。当有暴发流行时，锥虫可通过舌蝇或其他吸血蝇污染口吻器直接从人传播给人，而不需在蝇体内发育。也有实验室工作人员通过污染针头划伤获得锥虫（冈比亚）感染的报告。

（3）人群易感性。人对锥虫普遍易感。发病率在性别和年龄上无显著差异，亦无种族免疫存在。

（二）主要检测方法

1. 样本采集

采集病人血液、脑脊液、淋巴结穿刺液、下疳渗出液和骨髓做检查。

2. 病原学检测

用于检测锥虫最常见的方法包括血液、淋巴结穿刺液和脑脊液检查。锥虫也可以在骨髓穿刺液和腹水中检测到，动物接种一般不用于诊断，但可用于科学研究。

1）血液检查方法。

（1）全血片法。将新鲜采集的抗凝血滴 1 滴在载玻片上，加上盖玻片，在 40 倍显微镜下直接观察，阳性样品可见活动的锥虫。这种方法操作简单，但其敏感性很低，其检出率约为每毫升血液10000个锥虫，对虫荷数较低的血样很难检出，主要用于布氏锥虫罗德西亚种的检测。

（2）血涂片法。血涂片是将新鲜采集的血样制成薄、厚血膜涂片（主要是厚血片），干燥固定并吉氏染色，在油镜下观察。厚血片的检出率为每毫升血液5000～10000个锥虫，对于虫荷数较高的布氏锥虫罗德西亚种感染者血样，厚血片较易检出；而对虫荷数较低的布氏锥虫冈比亚亚种感染者血样，厚血片也很难检出，通常需要重复检查数十片甚至上百片厚血片。

（3）浓聚法。布氏锥虫冈比亚亚种在血液中的虫荷数通常较低，浓聚法可以增加锥虫的检出概率，其方法为：①微量红细胞压积离心技术（micro-haematocrit centrifugation technique，m-HCT），又称毛细管离心技术或Woo实验，是微量毛细管吸取抗凝血或直接吸取手指血后离心，用低倍镜（×10或×20）观察血细胞淡黄色外膜区的方法，其检出率约为每毫升血液500个锥虫。②微型阴离子交换离心技术（mini-anion-exchange centrifugation technique，m-AECT），是用离心法将感染者血样经阴离子交换（二乙基氨基乙基纤维素）柱过滤，然后在滤液中检查锥虫，这种方法被证明在现场条件下比其他方法有更高的敏感性，其检出率可达到每毫升血液50个锥虫。浓聚法可大大提高锥虫的检出率，但其专业技术要求很高，需由经过专业培训的工作人员完成。

2）淋巴液检查方法。

将肿大淋巴结穿刺液滴于玻片，盖上盖玻片直接在显微镜下观察活动的虫体，或者将肿大淋巴结穿刺液涂片，以甲醇固定后经吉氏染色，在油镜下检查锥虫。该法操作简单，成本较低，被广泛用于临床检测，但是因为该法操作的关键依赖临床病例是否淋巴结肿大，所以具有较大的局限性，而且其敏感性平均只有 59%（43%～77%）。

3）脑脊液检查方法。

取 3. 5 mL 新鲜采集的脑脊液加入 14 mL 特制的收集管中，以 3500 r/min 离心 15 min，或以 4000 r/min 离心 10 min，取出离心管，小心卡入特制的卡槽，在 40 倍显微镜下仔细观察整个离心管底部，如果是阳性样品，可见活动的锥虫在白细胞之间不断扭动，与 m-AECT 比较，脑脊液单离心技术不是检查病原体的最优方法，其操作难度较大，需要经过严格培训的专业技术人员采集样品，而且采集脑脊液对患者创伤较大。因此，仅在其他方法未查见虫体时使用，该法适用于冈比亚锥虫病第二阶段病原学的检查。

3. 免疫学检测

免疫学诊断方法有间接免疫荧光抗体试验、酶联免疫吸附测定、毛细管凝集试验、卡片凝集试验（cardagglutination test CATT）、间接毛细管血凝试验等。CATT 为筛选病人的最好方法，阳性时再找寻锥虫。锥虫病患者血清和脑脊液中 IgM 增高，治疗后徐缓消失，1 年后 IgM 仍高者提示有复发可能。

冈比亚锥虫病的诊断依然遵循筛查、确诊、分期等步骤，通过血清学检测方法，通常是卡片凝集实验（card agglutination test for trypanosomiasis，CATT）、T Sero-K-SeT（Coris BioConcept，Gembloux，Belgium）和 SD BIOLINE® HAT RDT（Standard Di - agnostics，Yongin，South Korea）试纸条，对疑似病例进行筛查，血清学检测阳性的病例经过血液或淋巴液/脑脊液的寄生虫病原学检查确认方可确诊。

罗德西亚锥虫病通常是通过检查血液里的寄生虫直接诊断，因为感染者血液中的寄生虫更容易检出，所以目前尚无血清学检测方法。

CATT 操作：将 1 滴用肝素处理过的全血或血浆/血清与 1 滴试剂混合，如果有特异性抗体，抗原将会凝集，5 min 内可出结果。CATT 的应用比仅用寄生虫学方法显著提高了筛查的检出率。

Gambiense T Sero-K-SeT 和 SD BIOLINE® HAT RDT 试纸条是临床上用于血清学检测冈比亚锥虫病的常用的试剂盒，其抗原组分均为布氏锥虫冈比亚亚种可变的表面糖蛋白（variable surface glycoprotein，VSG）抗原 LiTat 1. 3 和 LiTat 1. 5。Gambiense T Sero-K-SeT 试纸条由比利时热带病研究所和 Coris BioConcept 联合开发，而 SD BIOLINE® HAT RDT 是由韩国 SD BIOLINE 公司开发，SD BIOLINE® HAT RDT 是目前唯一商品化的冈比亚锥虫病血清学检测试剂盒，其优点是快速、敏感、特异，取 10 μL 手指全血或 5 μL 血清，15 min 即可出结果，不需要借助任何仪器，其敏感性为 89. 3%，特异性为 94. 6%，因此，SD BIOLINE® HAT RDT 可用于临床疑似病例检测，以及野外现场、社区的疑似病例筛查。

ELISA 是冈比亚锥虫病的血清学诊断的另一种重要的方法。ELISA 试剂盒包含不同可变抗原，由比利时热带医学研究所研发。该试剂盒可用于在实验室条件下的血清、血浆以及干血片的检测，其优点为特异、敏感，成本较低，并且可用于干血片的检测，主要用于大规模的筛查，消除锥虫病后的监测等研究，缺点为不适合野外现场检测。

4. 核酸检测

DNA 探针、多重聚合酶链反应（multiplex PCR）等新技术已开始应用于锥虫病的诊断研究，但准确性较低，重复性较差，容易产生假阳性。有研究结果表明，无论是微卫星 DNA PCR、18S PCR，还是基于重复插入活动因子的环介导等温扩增技术，以及基于 RNA 拼接序列的实时 PCR，检出率均不低于每毫升血液 100 个锥虫，即其检出率并不高于常规的寄生虫学检查方法，特别是 m-AECT。有研究指出，自愈 2 年后的 HAT 患者脑脊液的 PCR 检测结果仍为阳性。因此，在实际临床诊断中，即便是疾病分期和治疗后的随访也不鼓励推荐用单一的分子生物学方法检测，且分子诊断结果在临床实践中更需小心谨慎的解释。通常，分子生物学方法仅用于消除疾病背景下的媒介（舌蝇）调查、动物筛查等。布氏锥虫冈比亚亚种的可变抗原（T. b. gambiense-specificglycoprotein，*TgSGP*）基因和布氏锥虫罗得西亚亚种的血清抗原（serum-resistance-associated，*SRA*）基因可分别作为两种 HAT 亚种的分子诊断的特异性基因，可用于非洲锥虫病亚种的确定，其特异性较高，但其目标基因是单拷贝基因，因此其敏感性较低。筛选简单快速的分子检测方法仍在不断发展中，相信在不久的将来可能会有显著改变。

（三）检测注意事项

（1）血涂片检测中为提高检出率，可加肝素或溶血后离心沉淀再作涂片。

（2）本病血液期应与结核、梅毒、淋巴瘤和传染性单核细胞增多症等鉴别，晚期病例应与神经梅毒和脑脊液中以单核细胞为主的各种脑膜炎或脑膜脑炎鉴别。

二、美洲锥虫病

美洲锥虫病（*American trypanosomiasis*）是由粪源性克氏锥虫（*Trypanosoma cruzi*）引起的人畜共患病。克氏锥虫于 1909 年由卡洛斯·查加斯发现，故美洲锥虫病又称为查加斯病。

（一）流行概况与特征

1. 分布

据估计全球目前约有 1000 万人患美洲锥虫病，病例多分布于墨西哥、中美洲与南美洲。该病是最为普遍的“被忽视的热带病”之一，造成了严重的疾病负担，因此，被称为

“美洲新型艾滋病”。近年来，随着人口迁移和经济全球化，该病已扩散至欧洲等区域，呈世界性流行趋势。我国目前尚未有该病报道，但国内已发现该病的传播媒介即锥蝽，因此，应受到人们的重视。美洲锥虫病流行于拉丁美洲南北纬42°之间的热带地区，约21个国家近1亿人受威胁，1600万～1800万人受染，贫苦农民受染最多，每年因本病致死者达5万人。1980年以来，从美洲中部流行区至美国的移民有上百万，估计当今住在美国的感染者达10万人，到流行区短期旅行被感染的危险性极小。

2. 流行环节

美洲锥虫病的传播媒介为半翅目的锥蝽（*Triatoma*）。凡有克氏锥虫血症的人或受染哺乳动物均为传染源。已发现100多种哺乳动物体内有克氏锥虫，犬是本病传人的主要传染源，因其与人类关系最为密切，而锥蝽喜在夜间觅食。本病人群普遍易感，居住环境卫生条件较差者由于接触锥蝽机会较多，相对易感。本病主要通过患者或储存宿主—锥蝽—人的方式传播，也可通过输血传播、母婴垂直传播或在器官移植及实验室意外等情况下发生传播，还可通过摄入锥蝽粪便污染的食物传播。

（1）传染源。

感染有克氏锥虫的患者是本病主要传染源，另外，犬、猫、南美犰狳、蝙蝠、雪貂、狐狸、负鼠、食蚁兽、松鼠和猴等均可作为本病的储存宿主。

（2）传播途径。

本病主要通过患者或储存宿主—锥蝽—人的方式传播。另外，本病也可通过输血传播、母婴垂直传播或在器官移植及实验室意外等情况下发生传播，还可通过摄入锥蝽粪便污染的食物传播。输血传播时感染率随输污染血制品次数增加，单次输血感染率不超过25%。母婴传播可在妊娠期任何时期发生，在寄生虫血症是母婴传播的主要危险因素。母婴传播率西东北部约 2.5%，玻利维亚约 9.5%。据估计北美洲有名孕妇和 2000 名新生儿被感染。随着拉美州国家公共卫改善及杀虫剂的使用等，本病通过锥蝽传播已逐渐减少，而其他传播方式，如输血传播逐渐引起重视。

（3）易感人群。

人群普遍易感。居住环境卫生条件较差者由于接触锥蝽机会较多，相对易感。

（二）主要检测方法

1. 病原学检测

（1）血涂片。

急性期可取新鲜血或血沉棕黄层，悬滴法或涂片法检查活动的锥鞭毛体，也可制作厚血涂片进行 Giemsa 染色检查。浓集检查：取血液离心沉淀，或待血液凝固后取浮于血凝块上的血清，或将标本溶血后离心沉淀镜检锥鞭毛体。

（2）组织活检。

取肿大淋巴结，检查假包囊内的无鞭毛体。

（3）血液培养。

急性和慢性期均可采用，用 Nicolle-Novy-Mac-Neal 培养基。

（4）虫媒接种。

以锥蝽吸取被检者血液，2～4 周后检查其粪便，或磨碎虫体查锥鞭毛体。此法用于诊断慢性期患者很敏感。

（5）动物接种。

以患者血液 1 mL 接种 2 只小白鼠，每周取尾血查锥鞭毛体，持续 1 个月。

2. 免疫学检测

由于患者感染早期发生血清转化，因此，血清中抗克氏锥虫抗体的检测是证明直接接触锥虫的最有效方法。现在使用最

广泛的血清学诊断方法有 IHA、IF

粒免疫测定法等新方法也陆续得以应用

见“Chagatest ELISA recombinant v. 3. 0 试

免疫层析试条法可参见“CHAGAS STAT-PAK

说明。

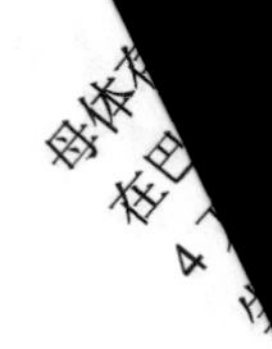

3. 核酸检测

用 PCR 技术检测慢性感染者血液或组织内克氏锥虫 环 k-DNA 的可变区及小外元基因（miniexon gene）可作为 PCR 检测的有效目标序列。

（三）检测注意事项

为提高检测率，检测方法的选用要得当。急性期可以采用血涂片（薄、厚血膜）染色镜检。在隐匿期或慢性期，可用血液、脑脊液及淋巴结和脾穿刺物接种小鼠体或用 3N 培养基培养，或使用人工饲养的未受感染的锥蝽幼虫饲食受检者血液，10～30 天后检查锥腊肠道内有无锥虫。慢性期在血中及组织内很难找到锥虫，可使用免疫学诊断法。PCR 及 DNA 探针等技术，对于检测虫数极少的血液标本有很高的检出率。